CRECIENDO A NIÑOS CON AUTISMO

Estrategias Altamente Eficaces para Educar y Crecer a Niños con Habilidades Especiales

FORREST HORTON

La información contenida en este documento se ofrece únicamente con fines informativos, y es universal como tal. La presentación de la información se realiza sin contrato y sin ningún tipo de garantía endosada.

El uso de marcas comerciales en este documento carece de consentimiento, y la publicación de la marca comercial no tiene ni el permiso ni el respaldo del propietario de la misma.

Todas las marcas comerciales dentro de este libro se usan solo para fines de aclaración y pertenecen a sus propietarios, quienes no están relacionados con este documento.

Índice

Introducción   vii

1. La realidad del autismo   1
2. Terapias y métodos para tratar el autismo   31
3. Los síntomas del autismo   87
4. Manifestaciones del autismo   95
5. La crianza de los hijos   119
6. Enseñarle a un niño autista   145

Conclusión   161

Introducción

Al comienzo de este libro, me gustaría explicarle al lector por qué decidí escribir sobre la crianza positiva de niños con autismo. Desde pequeña me ha encantado interactuar y escuchar historias, especialmente con los mayores. Me encantó cuando me contaron todo lo que se siente al estar luchando en la vida y creer que todo lo que han aprendido de las buenas y malas situaciones se pierde. Después de eso, pude mantener viva esta pasión a través de mis estudios y trabajo. Después de completar todos mis estudios, estaba entusiasmado al comienzo de mi carrera. Porque por primera vez pude no solo escuchar a los demás, sino también entenderlos y ayudarlos.

Durante mi carrera, he ayudado a varios padres. Trabajar con padres es duro, pero también es lo más bonito que se puede hacer en mi campo. Ser padre es muy duro; es lo más difícil que vas a hacer en tu vida. Soy madre; sé lo duro que puede ser.

Todo padre sabe que la vida es dura y tiene que aceptar que su querido hijo o hija tendrá que luchar contra las cosas malas de la vida.

La pregunta que todo padre se hace en algún momento de su vida es: "¿Estoy preparando adecuadamente a mi hijo para el futuro? Cuando eres padre de un niño discapacitado, te haces esta pregunta cada vez más porque temes que tu hijo no poder avanzar en la vida sin ti." Decidí escribir este libro para ayudar a aquellos que sufren de este miedo, que quieren dar lo mejor de sí para criar a sus hijos de la mejor manera, para ayudarlos a convertirse en la mejor versión de sí mismos

No digo que después de este libro no vuelvas a hacerte esa pregunta nunca más, pero quiero que te respondas que realmente lo estás intentando. Ser padre de un niño con autismo puede hacerte sentir solo y perdido, sin un buen plan a seguir. Esos sentimientos suelen afectar a los padres de niños autistas porque la vida cotidiana para ellos está llena de retos y les gustaría tener a alguien a su lado que les enseñara a ganar esos retos de forma constructiva para sus hijos, sin herirlos, sin hacerlos sentir incómodos o incapaces de hacer nada.

Por eso decidí escribir este libro, para estar siempre a su lado en las dificultades que la vida pueda presentar en el día a día. Este libro está repleto de herramientas y consejos a seguir en varias situaciones. He utilizado toda mi experiencia en este campo y también he investigado mucho para poder darte consejos prácticos y útiles.

Lo primero que quiero decir es que cada niño es diferente. El autismo no hace que todos sean iguales, por lo que lo que puede funcionar para alguien puede no funcionar para su hijo. El autismo es complejo, pero algunas características son muy comunes en los niños con autismo. Por ejemplo, hablemos de la razón por la que nuestros hijos suelen estar enfadados, molestos, fastidiados y no podemos entender por qué. Lo que para nosotros puede ser considerado "normal" o "sin relevancia" para ellos puede ser un motivo de malestar y rabia. Nuestro cerebro filtra miles de inputs multi sensoriales, el cerebro de tu hijo no puede hacer eso.

¿Cuáles son esos inputs? Por ejemplo, las cosas que vemos, aunque no las estemos mirando directamente, como los coches, la gente que camina a nuestro alrededor, los pájaros que vuelan sobre los árboles, las vallas publicitarias, etc.

Lo mismo puede decirse de lo que sentimos, oímos, olemos, etc. todo al mismo tiempo. El tráfico puede ser demasiado para tu hijo y puede sentir lo mismo que tú cuando estás atrapado en el tráfico de la ciudad y no puedes hacer nada para cambiar la situación aunque quieras. Otra cosa que es muy común es que tu hijo no te diga automáticamente lo que le pasa. Si quieres ayudar a tu hijo tienes que pensar en qué puede estar pasando por su cerebro en cada momento y qué puede estar causándole un problema, no puedes esperar que tu hijo te diga lo que le pasa. La comunicación y la interacción son dos cosas difíciles para tu hijo. Tienes que captar las señales y entender a tu hijo sin necesidad de palabras y yo te voy a ayudar con eso.

Los niños con autismo necesitan ser amados de una forma diferente, necesitan que pienses de forma diferente, tienen necesidades específicas que debes conocer y actuar en consecuencia si quieres ayudarlos y quererlos como se merecen. Con un buen médico y este libro a tu lado podrás hacerlo.

Estoy feliz y agradecida de poder ayudarte a ti y a tu hijo. Ahora, comencemos nuestro viaje…

La realidad del autismo

DECIDÍ LLAMAR a este capítulo "la verdad sobre el autismo" no porque vaya a decir algo nuevo, algo que nunca se haya oído antes, sino porque hoy en día, con Internet y las redes sociales, es fácil dejarse engañar por noticias o informaciones falsas. Puede ser difícil entender la diferencia entre lo que es real y lo que no lo es en Internet. Las noticias falsas están hechas para parecer reales y no debes culparte si al principio creíste que una de ellas era real. En Internet todo el mundo parece tener una opinión, sobre todo, aunque nunca haya investigado sobre el asunto y no sepa nada al respecto. Además, últimamente tenemos las llamadas "teorías de la conspiración". Son teorías contadas por personas que quieren hacerte creer que han descubierto algo que las autoridades o los médicos, por alguna razón, no te dicen.

· · ·

Luchar contra esa gente es realmente difícil.

Incluso si respondes con información tomada por la ciencia o incluso por el sentido común, te dirán que la sociedad te está manipulando.

Estas teorías a menudo son completamente absurdas, pero muchas personas están fascinadas con ellas. Es cierto que pueden hacerte cuestionar todo en lo que crees. Además, es una manera fácil de escapar de la realidad. Piénsalo, a veces creer una mentira es más reconfortante que aceptar una dura verdad. Las quejas, la ira y el resentimiento son más fáciles de lo que tienes que ser lo suficientemente fuerte para enfrentar una situación difícil que no quieres y que nadie causó intencionalmente.

Caer en una de esas conspiraciones a veces es la mejor manera de escapar de la realidad y no enfrentarse a los problemas reales.

Antes de nada, debes pensar en la situación de tu hijo y en cómo ayudarlo, cómo educarlo, cómo quererlo de la forma que necesita. Es normal que tengas algunas preguntas, que te sientas perdido en un mar de información diferente. Yo estoy aquí para ayudar.

. . .

Entonces, ¿cuál es la verdad sobre el autismo? La única manera de aprender algo real sobre el síndrome de tu hijo es escuchando a la ciencia.

Los científicos han estudiado y trabajado con el autismo durante mucho tiempo, debemos confiar en ellos ya que han estudiado toda su vida para tener la capacidad de decir lo que dicen y hacer lo que hacen para ayudarnos a saber más sobre cómo estamos hechos.

En este capítulo se darán respuestas a las preguntas más frecuentes que pueden surgir sobre el autismo. Estoy segura de que muchos de ustedes ya conocerán las respuestas a ciertas preguntas, pero la ciencia siempre avanza y, a veces, una explicación diferente de un tema puede conducir a una mejor comprensión del mismo.

¿Qué es el autismo?

Los trastornos del espectro autista son trastornos del neurodesarrollo. Esta es la definición científica; puedes encontrarla en todas partes, desde los libros hasta las redes sociales. Estoy segura de que muchos médicos ya te han proporcionado toda esa información, pero a veces es útil tenerla donde nos resulte fácil encontrarla. En una persona con autismo, la forma en que está conectado el cerebro (las peculiaridades de las conexiones neuronales) afecta al desarrollo.

De hecho, existe una amplia gama de estudios que muestran evidencias anatómicas en los cerebros de las personas autistas. Estas anomalías alterarían la estructura del cerebro.

Varios estudiosos están convencidos de que el autismo se debe a "una insuficiencia o una anomalía en la eliminación de las sinapsis durante el desarrollo embrionario, así como en la reorganización de las conexiones neuronales al final de la adolescencia". Los estudios neurocientíficos muestran, por tanto, que el cerebro autista tiene demasiadas conexiones entre las áreas más cercanas y muy pocas entre las más lejanas, lo que provocaría problemas de sincronización entre estas áreas. El cerebro, por tanto, tendría un problema de "equilibrio" general. Y si hay un desequilibrio, algunas etapas del desarrollo normal del cerebro no pueden tener lugar.

Cuando hablamos de equilibrio, nos referimos a la condición de estabilidad que el organismo en su conjunto trata de preservar para asegurar su supervivencia. Se trata de homeostasis, un principio fundamental que caracteriza al cuerpo humano y a cualquier otro sistema biológico. Un sistema perturbado intentará mantener el equilibrio interno volviendo a su estado inicial. Por ejemplo, cuando sentimos frío, nuestro cuerpo reacciona aumentando la producción de calor corporal. Mientras tanto, el cerebro puede decidir conscientemente que es conveniente aumentar la calefacción. En cambio, cuando sentimos mucho calor, nuestro cuerpo suda para intentar bajar su temperatura.

La información externa cambia todo el tiempo, y nuestra percepción también. Los autistas tienen una forma diferente de gestionar la relación entre el entorno cambiante y su cuerpo. En los neurotípicos, el esfuerzo por recuperar el equilibrio interno frente al cambiante entorno externo se produce rápidamente y sin esfuerzo aparente. El cerebro neurotípico, por ejemplo, es capaz de reaccionar al frío basándose en su experiencia pasadas, porque crea fácilmente patrones de reacción a través del aprendizaje.

Los autistas también sienten el frío, pero no siempre son capaces de manejar esta información, porque al mismo tiempo se ven asediados por otra información. Deben asociar "manualmente" o "conscientemente" los datos de los sentidos. Su cuerpo intenta reaccionar a la información externa sin la ayuda de los patrones de reacción, porque su cerebro es incapaz de recuperarlos. Todos los recursos neuronales son absorbidos por la percepción. La neurociencia ha demostrado que las conexiones particulares del cerebro autista hacen que esté conectado de forma "perceptiva".

El cerebro perceptivo procesa principalmente datos concretos, información no relacionada con la sociabilidad y los detalles. Esta peculiaridad del cerebro es independiente de la voluntad. Un autista percibe espontáneamente los paneles del techo de la habitación en la que se encuentra, pero no a las personas que están presentes en su interior.

Su cerebro le dice casi instantáneamente cuántos paneles hay en el techo, pero no le dice nada sobre el estado de ánimo de las personas que tiene delante.

Las investigaciones demuestran de forma cada vez más convincente que se trata de un problema de hiperconexión: el cerebro perceptivo recoge una cantidad excesiva de información y no consigue deshacerse de ella. Debe aprender a regular la afluencia de información para evitar la sobrecarga sensorial.

. . .

También en términos de funcionamiento, los autistas muestran peculiaridades. Comparando el cerebro con un coche, podríamos decir que los neurotípicos tienen una transmisión automática que realiza una serie de operaciones de fondo con fluidez, mientras que los autistas tienen una transmisión manual. Un autista debe procesar cada información de forma consciente, de una en una, mediante un enorme esfuerzo cognitivo; esto explica, entre otras cosas, por qué los autistas necesitan más tiempo para la información. Es evidente que el manejo de un cerebro "manual" requiere un esfuerzo constante: por eso muchos autistas se cansan rápidamente y algunos sufren terribles dolores de cabeza que duran días y días. No hay que olvidar que, aunque un autista no pueda decir "estoy enfermo", su cuerpo sufre.

Por ejemplo, el sentido del oído nos proporciona una inmensa cantidad de información. Adquirimos e interpretamos instantáneamente las cualidades que componen el sonido - volumen, altura, frecuencia, vibración - así como su direccionalidad. Giramos la cabeza en busca de rumores, pasos y ruidos de tráfico. Cuando la audición está calibrada en la configuración típica, agudizamos el oído para entender algo que nos susurran, y sólo los sonidos realmente fuertes nos hacen retroceder, taparnos los oídos o protegernos de otra manera. Para muchos individuos con autismo, el sentido auditivo es el que más comúnmente presenta disfunciones. La audición hiperaguda puede causar un dolor insoportable.

Los sonidos de un día normal son demasiado fuertes, demasiado agudos, demasiado repentinos, demasiado penetrantes, demasiado intrusivos. El niño con autismo puede oír cosas que le resultan indistinguibles y que no hacen sino agravar un mundo ya de por sí caótico con disonancias ensordecedoras.

Es probable que el niño carezca de la capacidad de excluir y/o filtrar sonidos, de distinguir tu voz en medio de los sonidos de la lavadora o la televisión, o la voz del profesor en medio de los murmullos y movimientos de otros alumnos.

Los entornos que parecen ordenados para un observador cualquiera pueden ser un campo de minas de ruido y confusión para el niño con hipersensibilidad auditiva. Los sonidos que también son fuertes para nosotros, como la música de las bandas, los ruidos de un partido de baloncesto en el gimnasio, un bar abarrotado, la voz de los niños en el parque y las sirenas de los vehículos de rescate, son ejemplos de un ajetreo diario que puede provocar dolor físico.

· · ·

Los sonidos fuertes y repentinos, como la campana de incendios o las bocinas de los coches, pueden desencadenar un nivel de pánico del que el niño se recupera con dificultad, a veces después de horas. En casos extremos, hay niños que pueden oír los latidos de otras personas en la habitación. Y cuando en la playa disfrutan del rítmico batir de la espuma del mar en la orilla, se olvidan de la espuma. Piensa que es incesante y que da dolores de cabeza.

Menos evidentes, pero igualmente invasivos o intolerables son los ruidos ordinarios, aparentemente no amenazantes.

El niño no se esconde en su habitación porque no quiere a su familia: huye de las disonancias del lavavajillas, la cafetera, la lavadora, la televisión y el hermano adolescente con el móvil que hacen ruido al mismo tiempo. Es casi como si estuviera dentro de él, en la cesta de la lavadora. Cuando vuelve al colegio, sus compañeros escuchan al profesor que habla.

Pero el niño con autismo no puede identificar la voz del profesor como el sonido principal al que debe prestar atención. Para él es indistinguible del chirrido del sacapuntas, del zumbido de la mosca en el alféizar de la ventana, del estruendo del cortacésped en el jardín, de la tos persistente del niño que está detrás de él. Pero incluso la audición hiperaguda conlleva numerosos problemas. Afecta al desarrollo y uso del lenguaje, al aprendizaje social y a la vida escolar. Los niños pueden perderse trozos de lo que se dice, no distinguir ciertos tipos de sonido o percibir lo que oyen como una sucesión de sonidos en lugar de palabras o frases de significado completo.

Un comportamiento aparentemente perezoso o desobediente podría ser el resultado de un defecto sensorial que impide al niño filtrar y/o procesar los sonidos normales de la vida cotidiana. El niño con audición infraestimulada también tiene dificultades para dar sentido a la información de los sonidos. Podría hablar demasiado bajo o demasiado alto, buscar entornos o equipos ruidosos (cortacésped, secadora de pelo, batidora) para tener más información sensorial, golpear juguetes u otros objetos para crear ruido, sentirse atraído por flujos de agua ruidosos (cascadas, grifos abiertos, desagües de inodoros) o juguetes que emiten vibraciones o zumbidos.

Hay que sospechar de un problema de procesamiento auditivo, ya sea por exceso o por defecto de estimulación, si su hijo o alumno es capaz de realizar bien las instrucciones si son visuales pero no si son orales. Incluso nuestra piel registra una cantidad increíble de información: desde ligeros toques hasta presiones profundas, una amplia gama de temperaturas, diferentes tipos de dolor o irritación, vibraciones y otros movimientos, así como texturas desde líquidas hasta ásperas.

La hipersensibilidad al tacto se denomina defensividad táctil. El niño con autismo, atrapado en su propia piel, es incapaz de regular las sensaciones molestas que le llueven en forma de ropa incómoda, contacto no deseado con otras personas (los abrazos cariñosos pueden ser una tortura para él) y texturas desagradables de las cosas que se ve obligado a tocar o comer. Para el niño con defensividad táctil, las etiquetas de la ropa, los botones, las cremalleras, las gomas en el cuello y en los tobillos y otros adornos textiles provocan una distracción constante. No se puede caminar descalzo, ni en casa ni al aire libre (¿el niño camina de puntillas?).

Puede escapar de tus abrazos, retorcerse desesperadamente por no querer que le corten el pelo, el champú, cepillarse los dientes o cortarse las uñas. Las actividades prácticas, como pintar con los dedos o los juegos de arena, pueden producir más estrés que diversión. La hiposensibilidad, en cambio, induce al niño a buscar sensaciones táctiles. Pasa las manos por las paredes de una clase a otra, quiere tocar todo y a todos, puede no sufrir cambios de temperatura.

. . .

Puede mostrar un comportamiento extravagante, a veces desconcertante, y potencialmente peligroso.

Puede tener conductas de estimulación autolimitadas (pellizcos, presión aplicada con diversos objetos, uso demasiado intenso del cepillo de dientes) y no notar la intensidad de sus acciones dado el alto umbral de dolor y la insensibilidad a las temperaturas. Puede preferir la ropa ajustada, pesada o áspera o aplicarse en actividades extrañas como bañarse vestido. Podría tocar ciertos objetos o chocar con algo o alguien a propósito para estimular los sentidos, sólo para evitar intentar nuevas actividades motoras porque no quiere ser percibido por los demás como torpe. Dado que los niños con procesamiento hipócrita buscan constantemente el contacto, los padres podrían caracterizarlos como "pegajosos" y los demás podrían encontrar su contacto intrusivo e inapropiado.

Para un autista, todo pasa por los ojos, incluso las sensaciones táctiles y los sonidos... La información entrante es procesada de una en una por el cerebro, que sólo procesa las que reconoce como ya vistas y a las que ha atribuido un patrón de reacción.

. . .

Para muchos niños con autismo, el sentido visual es el más fuerte.

La buena noticia es que, aunque dependen principalmente de las entradas visuales para aprender y navegar por el mundo, este sentido puede ser el primero en ser hiperestimulado. Las luces u objetos brillantes, las superficies reflectantes, demasiados objetos en el campo de visión o los objetos que se mueven rápidamente o a velocidades irregulares pueden causar distorsión y caos sensorial.

Aunque el sentido visual puede ser el más sólido en muchos niños con autismo, en algunos es hipoactivo o desorganizado: esto puede manifestarse cuando el niño se balancea hacia los lados o hacia delante (intenta cambiar el ángulo de la vista), le molestan los cambios de elevación (escalones, escaleras) o le fascinan los objetos en movimiento (trenes, molinos). En la base también puede haber límites de naturaleza física. Algunos niños pueden no tener percepción de la profundidad o tener un campo de visión limitado.

¿Cuál es la causa del autismo?

. . .

Desgraciadamente, se trata de una pregunta a la que, aún hoy, no sabemos dar respuesta: en la mayoría de las personas con autismo la causa sigue siendo desconocida. Sin embargo, la cantidad de síntomas clínicos y otras alteraciones que pueden ponerse de manifiesto con el apoyo de investigaciones instrumentales, sugieren una multiplicidad de causas.

Gracias a los estudios realizados en los últimos años, muchos investigadores creen hoy que entre estas causas se encuentran las genéticas y las ambientales. Sobre las causas genéticas, algunas investigaciones realizadas en gemelos han mostrado datos interesantes.

Se ha observado una alta concordancia (70-90%) para el autismo en gemelos idénticos (monocigóticos). Esto significa que si, por ejemplo, consideramos 100 pares de gemelos en los que al menos uno de ellos es autista, sólo habrá unos 80 pares con ambos gemelos autistas. En los gemelos no idénticos (dicigóticos), la concordancia es mucho menor (0-10%).

Estos datos están a favor de la existencia de una base genética para el autismo, ya que los gemelos monocigóticos tienen la misma composición genética, mientras que los dicigóticos sólo comparten el 50% de sus genes.

. . .

La existencia de una base genética para el autismo también está respaldada por la observación de que en las familias con un hijo autista el riesgo de tener un segundo hijo autista es 25 veces mayor que el de cualquier pareja de la población general. Además, hay numerosos estudios que confirman la hipótesis genética, ya que informan de alteraciones genéticas o cromosómicas (mutaciones) que pueden ponerse de manifiesto mediante el análisis de las células de los sujetos con autismo.

Por ejemplo, se ha observado que las mutaciones en determinados genes aumentan considerablemente el riesgo de contraer la enfermedad.

Casos de este tipo quedan bien ilustrados por la asociación del autismo con enfermedades hereditarias como el síndrome del cromosoma X frágil, la esclerosis tuberosa o el síndrome de Angelman. En todos estos casos la patología está causada por mutaciones en un solo gen.

Además de las causas genéticas, muchos investigadores creen que los factores ambientales también están entre las causas del autismo. Esta hipótesis encuentra apoyo, por ejemplo, en la observación, ya mencionada, de que en aproximadamente el 20% de los gemelos monocigóticos (misma herencia genética) el autismo está presente sólo en uno de los gemelos. Esto es una prueba indirecta de la existencia de otros factores etiológicos (no genéticos). Todavía sabemos muy poco sobre la naturaleza de estos factores de riesgo ambientales y sería deseable saber más. De hecho, al menos en teoría, es mucho más fácil imaginar terapias para el autismo basadas en la eliminación de los factores de riesgo ambientales que las terapias que pretenden una "corrección" de los factores de riesgo genéticos. Entre las causas ambientales que se cree que tienen cierta importancia en el Autismo está la exposición de las madres durante el embarazo a infecciones virales como el virus de la rubéola y el citomegalovirus o a sustancias químicas como la talidomida o el ácido valproico.

Los factores de riesgo genéticos y ambientales en el autismo no deben considerarse necesariamente por separado. Por ejemplo, es posible que una determinada combinación de genes otorgue a un individuo sólo una susceptibilidad, es decir, un riesgo latente, para el Autismo y que sea, en cambio, la presencia de uno o más factores ambientales la que convierta ese potencial en la aparición plena de los síntomas típicos de la enfermedad.

Es muy probable que el Autismo sea el resultado de una alteración del curso normal del desarrollo del sistema nervioso central. En la causa de estas alteraciones intervienen factores genéticos y ambientales que pueden actuar solos o cooperando entre sí.

Los distintos factores pueden actuar en diferentes momentos, antes, durante o después del nacimiento. Aunque la naturaleza específica del daño cerebral durante el desarrollo puede ser diferente dependiendo del tipo, modo y momento de acción de los factores causantes (genéticos y/o ambientales), el evento final será siempre el mismo: la aparición de los déficits que definimos colectivamente con el término Autismo. Hoy en día está muy extendida la creencia de que la vacuna del sarampión puede estar entre las causas del autismo. Se trata de otra falsa creencia relacionada con un desagradable incidente ocurrido en 1998, cuando un médico de Gales, planteó la hipótesis de que la vacunación contra el sarampión, las paperas y la rubéola podía causar autismo.

Este médico, tras confesar que había inventado los datos por intereses personales, fue entonces apartado del ordenamiento médico del Reino Unido y todas las publicaciones posteriores demostraron que ni la vacuna contra el sarampión, las paperas y la rubéola ni otras vacunas pueden asociarse al autismo. De hecho, al contrario, la vacuna del sarampión es muy importante, ya que con el sarampión pueden surgir complicaciones respiratorias graves o encefalitis agudas. Precisamente por estos dos factores, en algunos casos puede producirse la muerte.

. . .

Lo cierto es que la mortalidad por sarampión representa un porcentaje muy bajo en los países industrializados, aproximadamente 1 de cada 10.000 casos, pero no hay que bajar la guardia.

Las vacunas no sólo no causan autismo y protegen contra las principales enfermedades, sino que no conllevan ningún tipo de riesgo. Es cierto que después de una vacuna se pueden observar fenómenos como alguna línea de fiebre, falta de apetito, irritabilidad o una ligera hinchazón en el punto donde se ha puesto la inyección, pero se trata de efectos secundarios de duración transitoria que se resuelven espontáneamente o con la administración de medicamentos sintomáticos.

También hay que recordar que las vacunas no contienen agentes cancerígenos.

En el pasado ha habido cierta controversia sobre la presencia de metales en las vacunas. En este punto es necesario aclarar que actualmente las vacunas no tienen ni mercurio ni sus derivados en su interior y sólo están compuestas mínimamente por sales de aluminio (0,25-2,5 mg) que potencian su efecto y juegan un papel fundamental en la respuesta inmune estimulada. Basta decir que con nuestra dieta tomamos una cantidad mucho mayor de aluminio (5-20 mg) diariamente, especialmente a través de las verduras, cantidad que luego es eliminada normalmente por los riñones sin causar toxicidad.

Así que el compromiso de nosotros los médicos y científicos debe ser el de transmitir una información correcta y hacer entender a las familias que las vacunas son útiles, necesarias y absolutamente seguras. La administración de vacunas es muy recomendable en los niños, pero también en los adultos y en las mujeres embarazadas. Las investigaciones demuestran que las vacunas durante el embarazo ayudan a proteger al recién nacido de enfermedades infecciosas en los primeros meses de vida.

¿Cómo y cuándo se descubrió el autismo?

La palabra autismo, derivada del griego autos, que significa sí mismo, fue utilizada por primera vez en psiquiatría para describir uno de los síntomas de la esquizofrenia, consistente en el plegamiento de sí mismo característico de ciertos estados de la enfermedad. En 1943, un pediatra alemán que emigró a Estados Unidos, utilizó el término "autismo infantil" para describir un complejo de síntomas (un síndrome) encontrado en un grupo de once niños. En su artículo, describió a once niños, de entre dos y diez años, cuyo comportamiento era bastante peculiar y muy alejado de lo normal, pero con características que se repetían dentro del grupo. En el contexto de una incapacidad generalizada para comunicarse, había trastornos graves y completamente peculiares del lenguaje. Tres niños eran mudos y en el resto las etapas del desarrollo del lenguaje eran anormales.

Las primeras palabras pronunciadas consistían, en algunos casos, en la repetición mecánica, sin comprensión, de rimas infantiles, versos bíblicos, listas de animales, etc. A menudo había ecolalias inmediatas o diferidas, es decir, repetición, directa o a distancia de tiempo, de frases oídas por otros, pronunciadas fuera de un contexto que les diera sentido y sin intención comunicativa. Presentaban inversión pronominal: "tú" en lugar de "yo" y viceversa; dificultad para adquirir el concepto de las palabras "sí" y "no". Si el niño adquiría la capacidad de hablar, tendía a no utilizarla comunicativamente, a no responder a preguntas, a no ponerse a los demás y a no contar las cosas que le ocurrían. Algunos también tenían miedos injustificados a los objetos en movimiento o a los ruidos mecánicos y rarezas en las preferencias alimentarias. El aspecto físico era completamente normal y la mirada parecía absorta y daba la impresión de una inteligencia regular. En realidad, la respuesta a esta pregunta podría ser un poco más compleja.

¿Por qué aumenta el autismo?

· · ·

El tema del aumento del autismo entre los más jóvenes desde hace ya un tiempo en los Estados Unidos, se convirtió en el centro de atención después de que el ex presidente de Estados Unidos dijera que "hay un enorme aumento de la incidencia del autismo en los niños". Limitándose a los diagnósticos, la afirmación es correcta y está confirmada por las evaluaciones estadísticas de muchas universidades (incluida la Penn State de Pensilvania), que constataron un aumento inexorable de los casos certificados a partir del año 2000.

En menos de veinte años, se ha pasado del 0,3% al 1,5% de los casos certificados, tomando como referencia la edad de 8 años. Hoy en día se estima que en las escuelas se ha diagnosticado autismo a 1 de cada 66 niños, con una prevalencia mucho mayor en los varones.

Sin embargo, el número de diagnósticos es el efecto combinado de una serie de factores, que van desde los aspectos clínicos hasta los burocráticos, administrativos y sociales. Un análisis más profundo de la dinámica de este fenómeno ha llevado a la conclusión de que buena parte, si no la mayoría, del aumento de casos no es atribuible a un incremento real de la incidencia del autismo.

. . .

Cuando hablamos de autismo o de trastornos del espectro autista, incluimos un amplio abanico de posibilidades, que van desde las dificultades de interacción social hasta los déficits de comunicación, pasando por los defectos de concentración y los problemas para realizar tareas repetitivas.

Además, la gravedad de estos síntomas es muy variable, pudiendo ir desde un trastorno leve hasta casos más graves.

A veces también se consideran síntomas de autismo el nerviosismo por el cambio de la rutina diaria, la lentitud en la construcción de frases y la pobreza de las habilidades lingüísticas. Por tanto, el recuento de casos por sí solo ofrece una fotografía muy parcial de la situación actual.

Hasta la fecha, los investigadores no han logrado encontrar un aspecto neurológico, genético o sintomático que se asocie exclusivamente con el autismo. Los análisis de sangre, las pruebas cerebrales u otras investigaciones clínicas no permiten establecer la presencia o ausencia del trastorno. Se están llevando a cabo intentos más o menos prometedores de diagnóstico clínico, pero la prudencia sigue siendo un requisito. En consecuencia, el diagnóstico se basa en el sentido común, la experiencia y la subjetividad del médico evaluador, con la única ayuda de los criterios orientativos de la Organización Mundial de la Salud, que definen de forma general lo que se entiende por autismo.

No sólo diferentes médicos pueden llegar a conclusiones opuestas, sino que el mismo médico podría hacer valoraciones diferentes de un año a otro debido a la continua actualización de las mencionadas directrices internacionales.

Hoy en día hay más conciencia sobre el autismo. Los médicos y las familias han ido tomando conciencia de la existencia y las características de este trastorno. Este es sin duda un aspecto cultural positivo, que sin embargo podría ser la causa principal del aumento de los casos registrados.

Si el autismo era poco considerado en el pasado, es natural que los casos reconocidos fueran menos. En apoyo de esta tesis, algunos estudios científicos han mostrado una correlación entre el número de casos de autismo y otros factores sociales como el grado de educación de la población, el número de pediatras y la sinergia entre escuelas y hospitales.

. . .

Estadísticas en mano, el aumento de los casos de autismo fue de la mano de la disminución de los diagnósticos de otros trastornos, como la discapacidad intelectual y el retraso mental. El descenso de estos diagnósticos bastaría para justificar al menos dos tercios del aumento de los casos de autismo. Los trastornos mencionados comparten la mayoría de los síntomas, por lo que la catalogación de los pacientes queda a menudo a discreción del médico encargado del diagnóstico.

A pesar de las numerosas explicaciones que justificarían el aumento de los diagnósticos como efecto de factores sociales y burocráticos, los científicos afirman que sigue siendo plausible que los pacientes autistas estén realmente creciendo.

Algunos estudios han mostrado una relación entre la incidencia del autismo y la edad de los padres. Los datos sobre los padres no permiten afirmar con certeza que haya un envejecimiento, mientras que en lo que respecta a las madres el aumento de la edad media en el momento del parto ha aumentado sin duda en los últimos veinte años, al menos entre Europa y Estados Unidos.

. . .

¿Se puede curar el autismo?

Por el momento no existe una cura para tratar el autismo.

Los tratamientos que pueden utilizarse son de apoyo y tienen como objetivo reducir, en la medida de lo posible, los síntomas inducidos por el trastorno.

Las terapias cognitivo-conductuales, la terapia familiar y las intervenciones educativas son muy importantes. Estas estrategias terapéuticas, de hecho, buscan mejorar las habilidades de comunicación y las habilidades sociales y de comportamiento de los pacientes.

El tratamiento farmacológico, por su parte, cuando es necesario, suele ir dirigido a tratar los posibles trastornos asociados (como la epilepsia o el síndrome de déficit de atención e hiperactividad) y a mejorar síntomas como la irritabilidad y la agresividad (para lo que, habitualmente, el médico recurre al uso de fármacos antipsicóticos). Sin embargo, para el tratamiento de los trastornos del sueño asociados al autismo puede ser útil la ingesta de melatonina.

Los trastornos del espectro autista siempre han estado inmersos en un halo de incertidumbre: los médicos no saben qué los determina, ni cómo tratar sus síntomas. Pero tal vez sepamos algo más, gracias a un estudio aparecido en en un revista en el que participa el Instituto Italiano de Tecnología: el paso adelante deriva del estudio de un importante mecanismo que subyace a la aparición de comportamientos autistas en los niños que padecen el síndrome del cromosoma X frágil, que muestra la acción "correctora" de moléculas que serán el punto de partida para el desarrollo de nuevos fármacos dirigidos.

Entre las causas genéticas conocidas del autismo la más común es el Síndrome X Frágil (FRAX), determinado por una mutación genética que conduce a la pérdida de la proteína del Retraso Mental del X Frágil (FMRP). Sin embargo, las consecuencias negativas que esta mutación tiene en la transmisión de señales entre las células nerviosas, las neuronas, son aún poco conocidas.

El grupo del IIT trató entonces de estudiar el papel de la proteína FMRP en la comunicación neuronal, utilizando ratones modificados genéticamente que portaban la misma mutación genética encontrada en las personas con FRAX.

El estudio demostró que la proteína FMRP interviene en el control de la transmisión del 2-araquidonilglicerol (2-

AG), un particular "endocannabinoide" -es decir, una sustancia similar a la marihuana (cannabis en latín) producida por el cerebro- que se encuentra en las neuronas. Cuando la proteína FMRP está ausente, como ocurre en los pacientes con FRAX, las neuronas de ciertas regiones del cerebro pierden la capacidad de producir 2-AG de forma adecuada, lo que provoca la aparición de déficits de transmisión nerviosa y comportamientos autistas.

El equipo trató entonces de identificar instrumentos farmacológicos que pudieran corregir el mecanismo neuronal comprometido en FRAX. Mediante el uso de nuevas moléculas que aumentan los efectos del 2-AG, deteniendo su proceso normal de destrucción por parte de las neuronas, los investigadores pudieron restaurar la producción adecuada del endocannabinoide en las neuronas.

Como resultado, el tratamiento provocó la desaparición tanto de la disfunción neuronal como de los comportamientos autistas.

Estos resultados son importantes porque demuestran la existencia de moléculas que pueden normalizar los efectos de la enfermedad en el comportamiento.

. . .

Desgraciadamente, esto no significa que ya tengamos una cura para el autismo, sino que hemos descubierto una vía prometedora sobre la que dirigir la investigación farmacológica para identificar, en los próximos años, terapias innovadoras que puedan tratar los síntomas de esta patología, a menudo infravalorada, en los seres humanos. Es muy recomendable que los niños con TEA sigan programas de intervención conductual intensiva y temprana.

Este enfoque se refiere al uso de estrategias psicoeducativas para la enseñanza y adquisición de habilidades destinadas a compensar las dificultades en múltiples áreas evolutivas.

Dentro de este enfoque, los distintos modelos hacen hincapié en diferentes objetivos y utilizan diversas estrategias. Algunos factores son comunes a todos los modelos de tratamiento de eficacia documentada, como la precocidad (la intervención debe comenzar tan pronto como exista una fuerte sospecha de diagnóstico de autismo); la intensidad (al menos 20 horas semanales de actividad psicoeducativa específicamente planificada); la adaptación de las estrategias educativas y de los objetivos de aprendizaje a la edad cronológica y a la edad de desarrollo del niño.

. . .

El uso de instrumentos de evaluación para determinar el perfil de la comunicación, la socialización y la conducta adaptativa; la referencia a estrategias educativas inspiradas en el modelo cognitivo-conductual, pero dentro de una visión que tenga en cuenta las características y preferencias del niño y su familia; el uso de estrategias para la generalización y el mantenimiento de las habilidades adquiridas; y la elaboración de evaluaciones periódicas y ajustes del plan.

Las intervenciones deben ser personalizadas a las necesidades de cada niño, compartidas con la familia y estructuradas según intensidades diferenciadas para cada grupo de edad y perfil funcional. Los métodos y estrategias utilizados deben ser de probada eficacia, indicados en las directrices nacionales o internacionales. Hay que garantizar la formación del entorno en el que se encontrará el niño (escuela, lugares de agregación, etc.), para que sepa relacionarse con él y ofrecerle oportunidades positivas de desarrollo. Es necesario apoyar a la familia, que necesita información clara, precisa y continua para poder afrontar conscientemente cada acontecimiento y elegir el camino más adecuado para su hijo, en continuo diálogo con los operadores.

. . .

Dado que los trastornos del espectro autista son relativamente más frecuentes que antes, probablemente también debido a la mayor sensibilidad diagnóstica de los clínicos, es posible que se propongan terapias "innovadoras" que, por desgracia, a menudo no se apoyan en pruebas científicas sólidas. En la medida de lo posible, los padres deben fijarse en la transparencia y el desinterés comercial de los proponentes, y evaluar cuidadosamente la plausibilidad de los tratamientos propuestos, y, con la ayuda del pediatra o neuropsiquiatra de referencia, verificar la fiabilidad de los estudios realizados en apoyo de las terapias propuestas, también a partir del nivel de las revistas que los acogieron.

2

Terapias y métodos para tratar el autismo

HEMODINÁMICO, A.E.R.C.

El Método Hemodinámico parte de la observación etológica del comportamiento tanto del sujeto con Trastorno Autista como de las personas con las que interactúa y se articula según las secuencias con las que se produce el desarrollo relacional normal, en particular la intersubjetividad primaria y secundaria de la que hablábamos anteriormente.

Los principios etológicos que se tienen en cuenta pueden referirse a aquellas actividades que se desarrollan en un contexto de acercamiento al otro: por ejemplo, las formas afectivas, amistosas, exploratorias del otro que pueden ser particularmente reducidas en algunos sujetos autistas.

. . .

En estos casos existen modalidades de relación, especialmente basadas en la relación de reciprocidad cara a cara que, sobre todo en los niños más pequeños, pueden ser útiles tanto para mejorar este tipo de relación directa como de colaboración.

Las modalidades de relación van de la mano: por ejemplo, un niño de tres años que ha tenido previamente una regresión autista suele haber perdido muchos de los modos de relación propios de la intersubjetividad primaria: por eso la relación con él, debe reaparecer con modos de reciprocidad corporal y verbal que en un niño más pequeño, lo que favorece la comprensión y la expresión. Uno de los principales objetivos es crear una motivación positiva en el niño tanto para interactuar como para colaborar.

Es por ello que a menudo es útil hacer uso de diversas formas de activación, verbales y motoras, como coger al niño de la mano y correr o saltar, poniéndolo en un estado de disponibilidad y satisfacción para que, inmediatamente después, se muestre dispuesto a colaborar para diversos objetivos cognitivos.

. . .

Sobre estas premisas se basa la intervención denominada Terapia de Activación Emocional y Reciprocidad Corporal (AERC).

Esta metodología se integra siempre con otros métodos educativos como el Método Portage, un método educativo conductual, cuya función es orientar a los padres sobre las actividades más adecuadas a proponer al niño. El Método Portage también permite evaluar periódicamente los cambios del niño durante la terapia. Para los niños que no hablan Comunicación Aumentativa y Alternativa puede ser una herramienta muy importante y a menudo puede integrarse con un enfoque hemodinámico: ambos, de hecho, se refieren a la inteligencia sensoriomotora que a menudo representa el nivel cognitivo real de muchos niños autistas jóvenes y también la forma cognitiva predominante de otros sujetos autistas mayores.

El creador también propone a menudo una organización del día que, sin embargo, rara vez toma las características más estrictas de otros métodos. En el caso de los autistas con mayores capacidades lingüísticas e intelectuales se integra con otras modalidades educativas. Los resultados de este método cambian en función de los síndromes y discapacidades presentes y son mejores, en particular, en el síndrome dismativo con tics complejos familiares de inicio temprano y en los trastornos del estado de ánimo por la sencilla razón de que se trata de probables trastornos de neurotransmisión en los que la reversibilidad del trastorno autista es mayor.

Los resultados son mejores en los niños pequeños porque a estas edades la plasticidad del sistema nervioso es mayor, y porque en ellos la inteligencia sensorio motriz tiene mayor expresión.

En otros casos y grupos de edad puede haber mejoras de distinto grado según la condición y el grado de discapacidad. El escenario en el que se realiza la intervención consiste en uno amplio, dotado de un espejo unidireccional y equipado para la grabación de vídeo en el que hay espacio suficiente para que el niño se sienta libre de moverse y debe estar dotado de equipamiento como mesa, sillas, sillones o sofás, así como de una serie de juegos. Se ofrece a los padres que intenten establecer una relación con su hijo y que colaboren con él en actividades como dibujar, construir una torre de cubos, mirar y nombrar figuras, y otras cosas por el estilo. El intento de establecer una relación con el niño lo lleva a cabo uno de los padres junto con uno de los terapeutas, mientras que el otro padre con el otro terapeuta asiste detrás del espejo.

. . .

El terapeuta tiene la tarea de representar un modelo relativo para el progenitor (y no tanto, y no sólo, de dar explicaciones racionales) que generalmente está frustrado por los repetidos fracasos experimentados en el pasado en un intento de captar la disponibilidad del niño. Durante las sesiones, el padre experimenta una relación corporal emocional con el niño, en la dirección de la intersubjetividad secundaria.

El objetivo de algunas de estas intervenciones puede ser estratégico, es decir, pretender cambiar y mejorar el tipo de relación padre-hijo en poco tiempo. Suelen pasar algunas semanas entre las sesiones, durante las cuales los padres dedican aproximadamente una hora al día a jugar y a realizar actividades de relación directa con el niño similares a las que se realizan en la sesión.

Programa TEACCH

El Programa TEACCH se ha desarrollado, durante la experiencia de treinta años, iniciada por un psicólogo de origen alemán y sus colaboradores, en las escuelas de autistas del estado norteamericano de Carolina del Norte.

. . .

Este programa también ha alcanzado un gran éxito fuera de los Estados Unidos, y también se ha extendido en los últimos años en Europa e Italia, gracias a la traducción de algunos libros y a la activación de cursos de formación.

El Programa TEACCH incluye numerosas actividades educativas para realizar con niños con Trastornos Generalizados del Desarrollo o con trastornos de la comunicación.

Sin embargo, el uso de estas actividades debe ser contextualizado e individualizado cada vez; la implementación de estas actividades debe basarse, en particular, en cuatro criterios, que los autores denominan: modelo de interacción, perspectivas de desarrollo, relativismo conductual y jerarquía de entrenamiento.

El concepto de modelo de interacción se refiere a la necesidad de contextualizar una determinada técnica de intervención dentro del sistema de relaciones en el que se encuentra el niño. Las necesidades especiales del niño y su potencial de aprendizaje pueden captarse mejor en el contexto de la interacción del niño con su vida cotidiana, su familia y su entorno escolar.

.   .   .

El segundo concepto, el de la perspectiva evolutiva, hace hincapié en la necesidad de tener en cuenta, a la hora de definir la intervención de rehabilitación, el nivel de desarrollo global del niño en las distintas áreas. Habrá que tener en cuenta tanto sus áreas débiles como aquellas en las que muestra mayor capacidad.

El relativismo de la conducta pretende describir y tener en cuenta un fenómeno particular que se observa en los niños con Trastornos Generalizados del Desarrollo; el de la dificultad, a veces imposibilidad, de generalizar, a ámbitos distintos de aquel en el que se aprendió, una respuesta conductual. Por lo tanto, es importante definir objetivos educativos específicos para cada contexto.

Por último, el concepto de jerarquía formativa indica la necesidad de definir prioridades entre los problemas a afrontar con el niño autista. La intervención educativa debe dirigirse a modificar, en primer lugar, las conductas que ponen en riesgo la vida del niño; en segundo lugar, aquellos problemas que afectan a la capacidad de adaptación del niño al entorno familiar. Así, como tercera prioridad, está la adaptación al contexto escolar y, como cuarta, la adaptación a la comunidad extraescolar.

. . .

Una consecuencia lógica de lo dicho hasta ahora es que la intervención educativa debe adaptarse al niño, a su familia y a su escuela. La intervención rehabilitadora se valdrá, por tanto, de una evaluación individualizada que siente las bases para la formulación de un proyecto psico-pedagógico.

El Programa TEACCH fue construido para desarrollar las habilidades imitativas, las funciones perceptivas, las habilidades motoras, las habilidades de integración óculo-manual, la comprensión y producción lingüística, el manejo de la conducta (autonomía, habilidades sociales y de comportamiento). El proyecto de habilitación debe incluir objetivos que cubran diferentes áreas: las de comunicación, ocio, autonomía y habilidades domésticas, habilidades sociales y aprendizaje en sentido estricto.

La dirección del programa se confía a los padres y a los profesores, que comparten las mismas estrategias y colaboran estrechamente. Médicos y psicólogos guían la intervención de padres y profesores, teniendo en cuenta el nivel de desarrollo alcanzado por el niño, su contexto de vida cotidiana y las propensiones del niño.

Una parte importante del programa es la evaluación, que se realiza por tres vías diferentes. La primera, que implica el uso de pruebas intelectuales y escalas estandarizadas, se refiere a la evaluación del desarrollo. La segunda modalidad es la observación de los patrones de comportamiento del niño. La tercera es la recogida de información realizada en entrevistas con los padres, en las que también se identifican sus expectativas sobre el niño y los principales problemas a los que se enfrentan. La evaluación del desarrollo utiliza una herramienta específica denominada Perfil Psicopedagógico (P.E.P.): El P.E.P. permite determinar el desarrollo del niño en las áreas de imitación, percepción, habilidades motoras, integración óculo-manual y habilidades cognitivas. Junto al P.E.P. se ha elaborado otra herramienta denominada A.A.P.E.P., que se utiliza para la evaluación de adolescentes y adultos autistas.

Las expectativas y los objetivos que se espera alcanzar, para cada niño, se dividen en:
    1) expectativas a largo plazo,
    2) expectativas intermedias entre 3 meses y un año,
    3) objetivos educativos inmediatos.

Una intervención adecuada deberá implicar la coordinación entre los tres niveles. Además, la intervención debe desarrollar primero aquellas habilidades que están implícitas en otras; si, por ejemplo, el niño no ha desarrollado la capacidad de imitación, ésta debe desarrollarse primero, antes de proceder a la estimulación del lenguaje.

El procedimiento descrito hasta ahora tiene por objeto definir las metas educativas; el siguiente paso es formular, a partir de las metas educativas, objetivos educativos específicos. A continuación, cada objetivo educativo específico se traduce en actividades educativas, construidas teniendo en cuenta todas las variables mencionadas anteriormente, tanto individuales como contextuales. Junto a las actividades pedagógicas específicas, se utilizan técnicas de modificación de la conducta, especialmente en lo que se refiere a la gestión de las conductas problemáticas.

Uno de los principios fundamentales de la intervención es que la adquisición de habilidades por parte del niño autista requiere una adaptación y modificación del entorno vital del niño, tanto familiar como escolar. Es importante, en particular, que el entorno de aprendizaje esté estructurado y sea predecible y que las actividades que se le propongan sean precisas y, sobre todo para los niños que no hablan, comprensibles más allá de las indicaciones verbales.

La estructuración debe abarcar tanto los espacios como los tiempos de trabajo; por ejemplo, se pueden utilizar imágenes que describan los distintos momentos del día, y se enseña al niño a asociar cada uno de ellos con un momento/una actividad específica de su jornada.

Los especialistas ofrecen muchos ejemplos concretos de actividades pedagógicas específicas, adaptadas a los diferentes niveles de desarrollo en los que se encuentra el niño y relacionadas con diferentes habilidades.

La Terapia de Intercambio y Desarrollo (TED)

El punto de partida de la TED son algunas investigaciones neurofisiológicas que han investigado fenómenos como la asociación sensorial cruzada y la adquisición e imitación libres. Por asociación sensorial cruzada se entiende aquel fenómeno que se observa cuando se registran las respuestas electroencefalográficas resultantes de un sonido y un estímulo luminoso que sigue al sonido durante un segundo. Lo que se observa es que tras algunas presentaciones de este par de estímulos, el primero (el sonido) evoca una respuesta en la zona visual occipital, la que suele activarse con el estímulo luminoso. No se requiere ninguna forma de refuerzo (como la comida) para que se produzca esta asociación.

. . .

Se trata, de hecho, de un proceso cognitivo que se produce espontáneamente y que está presente, aunque de forma irregular, en el niño autista. En los niños autistas, además, se observa también el fenómeno de la adquisición libre en determinadas condiciones, sin estar limitada por ningún refuerzo y sin estarlo por la presencia, durante el aprendizaje, de una línea temporal predefinida.

Junto a la presencia de la adquisición libre, también se observa la adquisición por imitación libre: esto se ha demostrado mediante un registro electroencefalográfico realizado con niños que veían una película en la que se proyectaban movimientos gimnásticos.

Se observa que durante la percepción de los movimientos gimnásticos se producen modificaciones electroencefalográficas en las áreas motoras del sujeto, sincronizadas con los movimientos proyectados en la pantalla. El niño autista está en posesión, según estos autores, de una capacidad de imitación libre, aunque poco estructurada.

Los resultados de esta investigación ponen de manifiesto una curiosidad fisiológica natural, la tendencia biológica a asociar, comprender y buscar significados. El terapeuta debe organizar el entorno y las actividades que se proponen al niño teniendo en cuenta estas capacidades que el niño autista también posee, aunque de forma reducida y desestructurada.

De estas premisas se extraen los principios inspiradores del TED, que atraviesan todas las actividades propuestas al niño, que como hemos visto tienen como objetivo desarrollar las diferentes funciones psicofisiológicas. Estos principios fueron definidos por los autores: "tranquilidad", "disponibilidad" y "reciprocidad". Ahora definamos en particular el entorno en el que se desarrolla la intervención. Éste suele consistir en una habitación pequeña y desnuda, donde hay una mesa y dos sillas. A menudo hay un espejo unidireccional que permite observar directamente la sesión. En esta sala predomina la calma y no se perciben ruidos externos molestos. La principal fuente de interés para el niño es el terapeuta que, mediante un modo de interacción exclusivo y cuidadoso, le ofrece una actividad o un juego cada vez.

Esta organización del entorno tiene como objetivo maximizar la atención del niño y la descodificación de los mensajes, minimizando la presencia de estímulos distractores o confusos.

La disponibilidad del terapeuta (segundo principio) tiene como objetivo facilitar la apertura del niño al mundo exterior y fomentar su curiosidad natural. Se fomentan los intentos del niño por romper su aislamiento y se intenta desarrollar su iniciativa espontánea; se fomenta hasta la más mínima manifestación de atención por parte del niño.

La reciprocidad se expresa a través de juegos y actividades que implican un intercambio de objetos, gestos, vocalizaciones, emociones, etc., entre el terapeuta y el niño. El objetivo de la reciprocidad es estimular la comunicación. Las actividades que se proponen al niño son las contenidas en el Proyecto Educativo Individual, basadas en el análisis funcional, y se refieren a la atención, la percepción, la asociación, la intención, la tracción, la capacidad de contacto y la comunicación. El proyecto terapéutico global, que puede incluir también la atención médica y las intervenciones de diferentes profesionales, es definido por todos los miembros del equipo que han participado en la evaluación, y acordado con la familia. La participación activa de la familia es otra característica clave del TED.

Se planifican controles periódicos entre los miembros del equipo, que se valen de las grabaciones en vídeo de las sesiones y de la evaluación realizada mediante el uso de escaleras construidas al efecto. La intervención se lleva a cabo en el contexto de un "Hospital de Día", e implica la inclusión en grupos y actividades (como la guardería) dentro del hospital.

· · ·

La TED se lleva a cabo preferentemente en el entorno clásico descrito anteriormente; sin embargo, también puede tener lugar en otros espacios, sin perjuicio de los principios generales de tranquilidad, disponibilidad y reciprocidad.

La sala de logopedia, la de psicomotricidad o, en casos especiales, el agua de una gran bañera, pueden ser otros tantos lugares donde se realice la TED.

La intervención también puede llevarse a cabo con dos niños al mismo tiempo, si el objetivo principal es promover la socialización. Estas situaciones suelen producirse después de haber realizado un clásico, con niños que siguen teniendo problemas de socialización, a menudo con un componente agresivo. Al niño se le une otro con capacidades similares, con necesidad de desarrollar la comunicación, pero más tranquilo.

El TED está flanqueado por intervenciones con grupos más grandes de niños, pero incluso en este caso los principios inspiradores de la intervención son los vistos anteriormente. El contexto en el que se desarrolla esta intervención debe ser tranquilizador, predecible, con secuencias temporales precisas y estables.

· · ·

Psicoanálisis y terapia de las psicosis infantiles

El problema que plantea la psicoterapia de la infancia ha despertado el interés de los autores psicoanalíticos, mucho antes de que se describiera el autismo infantil.

Ya en 1930, se escribió que una de las principales tareas del análisis infantil debía ser también el estudio y tratamiento de las psicosis infantiles. Partiendo de su distinción entre psicosis autistas primarias y psicosis simbióticas, identifica algunos principios en la atención analítica de los niños psicóticos. El primer objetivo terapéutico será, según Mahler, involucrar al niño en una "experiencia simbiótica correctiva" que le permita, a lo largo de un período bastante largo, alcanzar un nivel superior de relación con el objeto, reviviendo también las etapas anteriores del desarrollo. Esto puede lograrse si el niño recorre las distintas etapas del desarrollo (presimbiótica, simbiótica y de separación - detección) con el apoyo de un terapeuta que actúe como un yo auxiliar. El terapeuta también tendrá que proporcionar al niño aquellas funciones del Yo que sirvan para protegerlo de la excesiva estimulación del exterior y, al mismo tiempo, de los estímulos internos amenazantes.

. . .

El niño psicótico se encuentra en un estado de pánico y angustia en el que emerge el miedo a la pérdida de los límites del Yo y la incapacidad de contener la agresividad. El terapeuta tendrá que poner límites al niño, especialmente a sus impulsos agresivos y autodestructivos, por ejemplo, interviniendo y ayudándole a organizar mejor un juego que tiende a ser fragmentario e incomprensible.

También puede realizar una función pedagógica con el niño: la terapia individual es más adecuada para el niño autista, necesaria para sacarlo de su aislamiento.

Ciertas intervenciones pedagógicas no pueden ser beneficiosas hasta que el niño haya empezado a desarrollar algún tipo de relación simbiótica. Esto no se aplica al niño primariamente simbiótico, que podrá beneficiarse de las intervenciones pedagógicas en cuanto sus reacciones típicas de pánico hayan desaparecido y esté dispuesto a establecer relaciones diversificadas que sustituyan el estado de fusión con la madre.

Partiendo de las profundas reacciones de pánico que suelen tener los niños autistas ante el intento de romper su aislamiento, se propone intentar sacar al niño del aislamiento con la ayuda de la música, utilizando la estimulación placentera de sus órganos sensoriales, utilizando objetos inanimados; no utilizando, por tanto, el enfoque directo especialmente el corporal.

· · ·

También se propuso, en particular para las psicosis simbióticas, un método terapéutico que ve la presencia de la madre al lado del niño y del terapeuta. Estos se comprometen en sesiones de 2 o 3 horas durante las cuales la madre y el terapeuta trabajan conjuntamente para la rehabilitación del niño. La participación de la madre es una de las diferencias sustanciales entre el modelo terapéutico de un alemán y el de otro importante autor psicoanalítico. Este último considera adecuado separar al niño de la madre y atenderlo en una institución especialmente preparada.

El objetivo de la terapia es evitar que el niño se retire a una posición defensiva autista. Hay que animarlo a revivir con un sustituto de la madre una relación simbiótico-parasitaria exclusiva y más gratificante, aunque regresiva. Esta relación debe ponerse libremente a disposición del niño y convertirse en una defensa para él en el momento en que debe salir del círculo vicioso de su relación defor-mada con su madre.

Por ello, el alemán propone un modelo terapéutico que, para la psicosis simbiótica en particular, mantiene la díada madre-hijo y se diferencia del clásico del análisis infantil.

. . .

Otros especialistas consideran que la intervención del alemán, al igual que la de la mayoría de los autores norteamericanos, tiende a centrarse en una experiencia emocional correctiva y no tanto, o en menor medida, en el análisis de la transferencia. Este último enfoque es el desarrollado, por ejemplo, por unos kleinianos que, de hecho, centran su procedimiento terapéutico en el análisis de la transferencia.

En los últimos años, algunos autores de la escuela psicoanalítica han enfatizado la necesidad de que la toma de contacto con el niño sea temprana e incluya junto a la psicoterapia psicoanalítica individual, otras intervenciones, farmacológicas y educativas, que tengan en cuenta la heterogeneidad de los cuadros que presentan los niños autistas.

Terapia familiar sistémica

La terapia familiar propuesta en el caso del niño psicótico sigue en parte la del adolescente, en particular en la secuencia en la que intervienen los miembros de la familia nuclear y los de origen. En la primera sesión intervienen los miembros de la familia nuclear y un miembro significativo de la familia extensa, convocado a partir de la información recogida durante la primera llamada telefónica. Por lo general, el miembro de la familia extensa que se convoca es la abuela materna. Esta elección puede parecer una consecuencia lógica de lo que se ha descrito como una dinámica típica de estas familias, en las que la relación entre la madre y la abuela materna suele estar perturbada y ve una continua interferencia de esta última en las funciones maternas de la primera.

En la primera sesión, la presencia de un miembro de la familia ampliada permite centrarse en las frecuentes interferencias de sus familias de origen en la interacción de la familia nuclear y también representa el contexto ideal para sacar a la luz cualquier "predicción negativa" sobre el resultado del matrimonio de la pareja.

Al final de la primera sesión, se agradece al miembro de la familia extensa que ha participado la colaboración y se le da el alta, con la invitación explícita a que deje de interferir y de ejercer presiones psicológicas que, según se desprende de la sesión, pueden perturbar la función parental normal de la pareja.

· · ·

En la segunda sesión sólo están presentes los miembros de la familia nuclear, incluido el hijo del "paciente designado".

Esta sesión se dedica a profundizar en la relación de la pareja y en la relación de cada miembro con el pequeño paciente.

El niño es capaz de aportar información importante con su comportamiento, aunque no hable y parezca cerrado en su mundo. De hecho, es frecuente que el niño privilegie la relación con uno de los padres e intervenga molestando, en momentos especialmente significativos de las sesiones.

Esto permite al terapeuta redefinir al niño como un actor del juego familiar, dotado de intencionalidad. Esta definición sustituye a la de niño enfermo y pasivo, aunque, en general, no sea aceptada sin objeciones o resistencias por los padres. En la fase central de la terapia sólo se ve la presencia de los padres; en estas sesiones el terapeuta intenta relacionar más claramente el trastorno del niño con la situación de "estancamiento" de la relación de la pareja.

. . .

Esto implica también un trabajo personal sobre cada uno de los padres, dirigido a comprender mejor cómo su forma de relacionarse con la pareja está determinada en gran medida por las relaciones establecidas en el pasado con sus familias de origen.

Terapias farmacológicas

Las intervenciones terapéuticas en los trastornos generalizados del desarrollo suelen ser intensivas, a largo plazo e integradas, con una combinación de intervenciones de rehabilitación, psicológicas, sociales, familiares, educativas y farmacológicas. El conocimiento limitado de las bases neurofisiológicas del autismo hace que el abordaje farmacológico de esta enfermedad siga siendo principalmente episódico, dirigido a promover conductas más adaptativas y socialmente aceptables, reconocer manifestaciones asociadas a comorbilidades o incluso intentar prevenirlas. Los datos actuales indican que la intervención farmacológica tiene muy poco efecto sobre la historia natural del trastorno del espectro autista.

La fenomenal multiplicidad de "cuadros autistas" y el desconocimiento de la patogénesis de este trastorno justifican las múltiples tentativas terapéuticas con sustancias farmacológicamente incluso muy diferentes de las que se ha intentado de vez en cuando aprovechar la actividad específica sobre un síntoma.

El objetivo preponderante de la intervención farmacológica pasa a ser, por tanto, el del control de las manifestaciones sintomáticas que pueden afectar negativamente a la calidad de vida y a otras intervenciones terapéuticas.

El tratamiento debe ir precedido de un cuidadoso análisis funcional que ponga de manifiesto los síntomas objetivo, que pueden ser muy diferentes en los distintos sujetos (estereotipias y conductas agresivas, trastornos de la atención, cambios de humor, alteraciones del sueño). El uso de estas sustancias en la edad de desarrollo requiere una atención especial por la aparición de posibles efectos secundarios. La intervención farmacológica en los síndromes autistas debe ser una herramienta que haga más eficaces los enfoques psicoeducativos, rehabilitadores y psicoterapéuticos dirigidos al niño.

Dado que el trastorno autista no se puede curar, sino sólo sus síntomas más incapacitantes, se corre el riesgo de incurrir en una politerapia que supondría un "bombardeo farmacológico"; para superarlo es aconsejable utilizar como fármacos de primera elección aquellos de más amplio espectro.

· · ·

Estos son los neurolépticos o los ISRS.

Cuando los fármacos no son eficaces individualmente, se pueden combinar, teniendo en cuenta que la combinación modifica el nivel plasmático de ambos, y en caso de mayor ineficacia sustituirlos por los fármacos indicados para los síntomas diana. La indicación del uso del fármaco es limitarlo a las fases agudas, no existiendo aún datos suficientes sobre tratamientos prolongados, valorando que la administración de la terapia psicofarmacológica tiene sentido sólo si se asocia a un cuidado global del niño autista y su familia.

Entrenamiento auditivo

Aquí se presentan dos métodos que se basan en la estimulación auditiva para mejorar las habilidades de escucha y procesamiento auditivo del individuo: El entrenamiento de integración auditiva y el enfoque audio-psico-fonológico.

Entrenamiento de integración auditiva

· · ·

El AIT fue desarrollado por un doctor francés, para ayudar a las personas con problemas de procesamiento de estímulos auditivos. Según él, puede haber problemas de procesamiento si se oyen ciertas frecuencias de sonidos mucho mejor que otras, y si se es hipersensible a ciertas frecuencias.

Las frecuencias a las que una persona es hipersensible se denominan "picos auditivos", y estos picos en el audiograma son visibles como montañas.

Antes de la sesión inicial, se realiza una prueba auditiva para determinar si la persona tiene picos auditivos. Después, tras cinco horas de tratamiento, se realiza una segunda prueba para ver si sigue habiendo picos auditivos y si hay otros nuevos. Al final del entrenamiento se realiza una tercera prueba. Según el doctor, al final del entrenamiento todas las frecuencias deben percibirse por igual, y la persona ya no debe tener picos de audición.

Los síntomas del autismo comienzan a manifestarse entre los 18 y los 36 meses. A menudo, los médicos y los padres entienden que algún tipo de trastorno está presente en el niño ya en las primeras horas del nacimiento. Como ya se ha dicho, intervenir inmediatamente garantiza excelentes resultados para el desarrollo del pequeño paciente. De hecho, los padres tienen más posibilidades de identificar los primeros signos y síntomas del autismo mediante un seguimiento detallado y preciso del desarrollo de sus hijos, tratando de identificar cualquier déficit o detención.

Además, en el curso del crecimiento, los niños pasan por un proceso en el que aprenden y dominan habilidades fundamentales, definidas en pediatría como los fundamentos del desarrollo.

Se trata de habilidades físicas, como gesticular, sentarse, ponerse de pie, caminar, habilidades sociales, como sonreír o imitar a los demás, y habilidades de comunicación, como hablar. Dado que el ritmo de crecimiento varía de un niño a otro, hay momentos en los que deben alcanzarse ciertas habilidades básicas. Si el niño no ha conseguido estas habilidades en el plazo previsto, esto ya sería una primera llamada de atención.

El AIT se realiza mediante un dispositivo que selecciona aleatoriamente las frecuencias altas y bajas de una pieza musical y las transmite en unos auriculares a la persona. Si la persona tiene determinados picos auditivos, como se pone de manifiesto en el audiograma, estas frecuencias se filtran de la canción completamente (se eliminan) o parcialmente (se modifican ligeramente). El programa incluye dos sesiones de AIT al día de treinta minutos, durante diez días consecutivos. Durante las primeras cinco horas de AIT, el nivel de sonido es igual para ambos oídos. Para las personas que tienen problemas de lenguaje, después de cinco horas de entrenamiento se reduce el nivel de sonido en el oído izquierdo.

Como el oído derecho está conectado más directamente con el hemisferio izquierdo que el derecho, y como el hemisferio izquierdo es el responsable del procesamiento del lenguaje, el doctor cree que un nivel de sonido más alto en el oído derecho puede estimular más el hemisferio izquierdo.

En algunos individuos se observaron problemas de comportamiento inesperados durante los diez días de entrenamiento, como agitación, hiperactividad y rápidos cambios de humor. Aunque la causa de estos comporta-mientos no es segura, es decir, no se sabe si están provo-cados directamente por el AIT o por los cambios en la dieta y el nivel de actividad durante el entrenamiento (se ha observado que a los niños se les suelen ofrecer muchos dulces y bocadillos durante el entrenamiento para que se porten bien).

Por el momento, no se sabe exactamente cómo puede afectar la AIT al comportamiento de una persona con autismo.

.   .   .

Otra posible explicación se refiere al hecho de que los autistas a menudo no parecen saber "sintonizar" con los demás en el entorno. Cuando se envían sonidos aleatorios de subida y bajada, la persona no puede anticiparse a los sonidos y, por lo tanto, no puede mantenerse fuera de sintonía, Como resultado, se ve que la persona se enseña a "sintonizar" con los demás. Por último, es posible que la persona empiece a percibir mejor los sonidos, especialmente el lenguaje, como resultado, podría mejorar su capacidad para relacionar un sonido con un comportamiento, objeto, acción o evento. Además, hay otras dos hipótesis que podrían explicar el efecto del AIT, la hipótesis opioide y la hipótesis de la melanina.

Según la hipótesis de los opioides, algunos individuos con autismo tendrían un alto nivel de actividad opioide a nivel cerebral, y hay pruebas de la presencia de una variante no caracterizada de las beta endorfinas.

Las beta endorfinas son sustancias similares al opio endógeno en el cerebro; los niveles elevados de estas sustancias se asocian con efectos tanto de placer como anestésicos. Según esta hipótesis, la música modulada estimula la producción de opioides endógenos, pero aún no se ha verificado dicha hipótesis. Los resultados de un estudio realizado con pollos a los que se les aplicó música poco después de nacer se publicaron en una revista muy importante de autismo. Otra hipótesis, se refiere a la melanina.

Según algunos estudios, los ritmos circadianos de la melatonina en la glándula pineal en los sujetos autistas no son normales. La melatonina ayuda, entre otras cosas, a regular los ritmos de sueño y vigilia y las funciones de autoinmunidad. Según esta hipótesis, la AIT ayudaría a normalizar las funciones pineales y los ritmos de la melatonina, con efectos también sobre los síntomas autoinmunes. Esta hipótesis explicaría, entre otras cosas, un efecto observado por el Dr. Berard, que es la atenuación de los trastornos alérgicos como el asma, la fiebre del heno y los eczemas cutáneos tras el tratamiento con la AIT.

El enfoque audio-psico-fonológico de Tomatis

El método de Tomatis se basa en una hipótesis psico-lógica-emocional y tiene como objetivo mejorar la capacidad de escucha y de comunicación. El método fue introducido en torno a los años 50 por un otorrinolarin-gólogo francés, con el objetivo de reeducar y mejorar la capacidad de escucha y aprendizaje, la comunicación, la creatividad y el comportamiento social. El método se dirige a niños con problemas de aprendizaje, déficit de atención, autismo y problemas motores y de integración sensorial.

La teoría desarrollada a lo largo de los años se centra en las diferentes funciones del oído y las conexiones entre la audición y la voz. Las funciones del oído que se han examinado con más detalle, además de la audición, son la función vestibular y la coclear. La primera es responsable del equilibrio, la coordinación, la verticalidad, el tono muscular y los músculos oculares. El vestíbulo también desempeña un papel importante en la transmisión y coordinación de la información sensorial que nuestro cuerpo envía al cerebro.

Los problemas a este nivel provoca problemas de integración sensorial. La segunda función estudiada, la cóclea, es la responsable del análisis del sonido, por lo que está estrechamente relacionada con la comprensión del lenguaje.

A continuación, el sistema vestibular y coclear filtra y procesa la información sensorial, tanto auditiva como visual y táctil.

.   .   .

Según la teoría elaborada por el Dr. Tomatis, los sonidos de alta frecuencia pueden dar energía al cerebro, mientras que los de baja frecuencia le quitan energía. Esto se debe a que los sonidos de alta frecuencia activan el sistema vestibular y hacen que el cuerpo se mueva de forma refleja, como puede verse fácilmente en las personas que escuchan música pop y bailan espontáneamente.

Otra función importante del oído, es la de escuchar (no oír).

Esta función nos permite filtrar lo que oímos, excluyendo lo que no necesitamos oír, y organizar la información auditiva en jerarquías significativas, en lugar de estar sumergidos en los sonidos. El desarrollo de esta función depende de varios factores, como el embarazo, el parto, las enfermedades o los traumas y acontecimientos que pueden afectar a la audición y a la capacidad de comunicación Cuando esta función está alterada, se observan consecuencias negativas en las habilidades escolares, sociales y comunicativas. Las habilidades comunicativas, especialmente las relacionadas con la voz, como la intensidad, el timbre, el ritmo, la fluidez en la expresión, también dependen de la dominancia del oído.

· · ·

De hecho, si es el oído derecho el que domina sobre el izquierdo, el procesamiento de la información es más eficaz y rápido, y el individuo es capaz de controlar mejor los componentes de la comunicación verbal indicados anteriormente. Además, los individuos con dominancia auditiva derecha tendrían mayor capacidad para gestionar sus experiencias emocionales. El objetivo del entrenamiento es recuperar la capacidad de escuchar de forma equilibrada y mejorar la eficacia del oído derecho. Cuando la función de escucha se recupere y se equilibre, también se producirá unas repercusiones en la voz, que está estrechamente relacionada con el sistema auditivo, y con ello también en la autoexpresión y el comportamiento.

Al analizar el desarrollo del oído y las funciones auditivas, se le concedió especial importancia a todas las etapas del desarrollo del niño, empezando por el desarrollo fetal y la vida uterina. Dado que se ha demostrado que la audición es el primer sentido que se desarrolla, siendo ya completamente eficaz cuando el feto tiene 4,5 meses, el método concede gran importancia a la vida uterina, e intenta remontar todo su desarrollo a través de la experiencia simbólica.

El programa propone, de hecho, en una primera fase, sonidos o la voz de la madre, convenientemente filtrados, tal y como los percibiría el feto. El hecho de retomar estas primeras etapas, y el "uso terapéutico" de la voz de la madre, se ha considerado erróneamente como una forma de hacer culpable a la madre de los problemas del niño, en el caso concreto del autismo.

Lo que el médico intenta hacer en su lugar con este tipo de intervención es tratar de crear o restaurar un vínculo de apego sano entre la madre y el niño, un vínculo que por diversas razones no pudo desarrollarse de forma normal. En esta fase se utilizan altas frecuencias que infunden energía y cargan el cerebro. En la segunda fase se recrean los sonidos que se percibirán después del nacimiento, estos sonidos incluyen canciones, repetición de palabras, cuentos, y la frecuencia de los sonidos es alta, como en la primera fase. En la tercera fase, destinada a integrar el lenguaje escrito, el paciente lee en voz alta. De este modo se aborda el problema del procesamiento auditivo tanto desde el punto de vista funcional (estimulación y equilibrio auditivo) como desde el punto de vista psicológico.

En el caso particular de los niños con autismo, con dificultades particulares de integración y sensibilidad auditiva, puestas de manifiesto por la tendencia, con ocasión de ciertos ruidos, a taparse los oídos, o a tener crisis de ira, o a entregarse a actividades autoestimulantes, el enfoque audio-psico-fonológico pretende reducir la hipersensibilidad y el déficit de integración, yendo a desensibilizar la audición del niño. Estos comportamientos se interpretan, de hecho, como una defensa natural para escuchar determinados estímulos auditivos, que se perciben como dolorosos, no sólo a nivel de la audición, sino también a través de la piel y el esqueleto, o se asocian erróneamente con otro tipo de sensaciones (por ejemplo, los sonidos se ven como luces, o viceversa), creando confusión en la mente del niño y una sobrecarga excesiva.

El entrenamiento se realiza con el uso de estimulación sonora realizada con un dispositivo especial, llamado oído electrónico, que además de auriculares tiene una pieza apoyada en el cráneo, que transmite vibraciones y sonidos directamente sobre el hueso. Al principio la estimulación es intensa, normalmente 2 horas al día, durante 15 días, las etapas posteriores son más cortas y se producen a intervalos de 102 meses.

Intervención conductual temprana de Lovaas (método A.B.A)

Lovaas y sus colaboradores (1987) afirman que la intervención conductual temprana e intensiva realizada en casa, utilizando métodos de Análisis Conductual Aplicado (A.B.A.) permite a muchos niños autistas llegar a tener una vida normal. O. I. Lovaas considera que el tratamiento de los sujetos autistas es mejor si se lleva a cabo en su entorno vital sin necesidad de hospitalización. El propósito más importante es ayudar a los niños a vivir y funcionar en un mundo real y no en uno artificial como es una institución, por esta razón el lugar de tratamiento es el natural del niño (casa, escuela), y la forma de intervenir es la enseñanza encomendada a los padres y familiares.

El Análisis Aplicado de la Conducta utiliza métodos basados en principios conductuales científicamente establecidos (aprendizaje operante) con el fin de construir repertorios conductuales socialmente útiles y reducir los problemáticos.

Según el punto de vista del análisis conductual, el autismo es un síndrome de déficits y excesos conductuales que tienen una base neurológica, pero que pueden cambiar como resultado de interacciones específicas, cuidadosamente programadas y constructivas con el entorno, ya que los niños con autismo no aprenden fácilmente de los entornos típicos, pero pueden aprender si reciben las instrucciones adecuadas. Se hace hincapié en enseñar al niño a aprender del entorno normal. El tratamiento analítico conductual para el autismo se centra en la enseñanza sistemática de pequeñas unidades de conducta medibles; cada habilidad se divide en pequeños pasos, cada uno de los cuales se enseña por separado presentando un conjunto específico de instrucciones (explícitas y claras). La regla para empezar a enseñar un comportamiento es elegir uno sencillo (fijo); las comidas son una oportunidad perfecta para empezar a enseñar.

El alumno llega así a dominar al principio las primeras unidades que luego se coordinan y se juntan hasta formar un todo único más adelante. A veces se añaden ayudas (como las físicas) para empezar, que luego se van disminuyendo progresivamente para evitar que el niño se vuelva adicto a ellas.

Las respuestas adecuadas van seguidas de consecuencias que funcionan como refuerzo: cuando un niño hace algo bueno, se le recompensa inmediatamente: en cuanto se produce el comportamiento correcto, el niño debe ser recompensado al instante, comportamiento y recompensa deben ser casi contemporáneos. Al principio, las recompensas (que deben durar sólo de 3 a 5 segundos y ser variadas) pueden ser notables y concretas (felicitaciones, besos, palabras de elogio), y hay que ser enfático en el tono de voz para que el aprendizaje sea divertido, luego, a medida que el niño se desarrolla, tales recompensas se vuelven más finas (una mirada, incluso un mínimo reconocimiento).

.   .   .

Hay que trasladar la recompensa de la comida a otros tipos más normales y naturales lo antes posible, como los sociales ("bien", "bueno"); luego se pasa de una recompensa continua a una parcial, recompensando sólo de vez en cuando. Las respuestas problemáticas (caprichos, estereotipos, conductas auto agresivas, retraimiento) no se refuerzan.

Un propósito prioritario es enseñar al niño a discriminar entre diferentes estímulos (colores, formas, letras, números, conductas adecuadas y no adecuadas). Las pruebas de enseñanza se repiten muchas veces, al principio en rápida sucesión, hasta que el niño da una respuesta con facilidad y sin la ayuda del adulto.

El tiempo y la velocidad de las sesiones de enseñanza, las oportunidades prácticas y las consecuencias se determinan con precisión para cada niño y cada habilidad, las instrucciones son muy personalizadas y se adaptan al estilo y la velocidad de aprendizaje de cada niño.

Los resultados de la investigación llevada a cabo por Lovaas y colaboradores (1987) sobre la intervención conductual temprana para el autismo demostrarían Eficacia la intervención temprana basada en los principios del Análisis Conductual Aplicado produciría grandes, duraderas y significativas mejoras en muchos dominios importantes y la reducción de conductas problemáticas; para algunos estas mejoras pueden alcanzar un funcionamiento intelectual, social, académico, comunicativo y adaptativo normal y completo. Sólo una pequeña parte (cerca del 10%) no obtuvo ninguna mejora El resultado positivo más documentado es el aumento del funcionamiento intelectual medido con pruebas estandarizadas de CI o con escalas de desarrollo.

El éxito de la integración en el curso regular de las escuelas sería otro efecto positivo.

Edad para una eficacia óptima: la edad óptima para iniciar la intervención conductual temprana es antes de los 5 años, los mejores resultados se han comunicado en niños que han iniciado el tratamiento a los 2 ó 3 años.

Es posible que exista un periodo óptimo durante el cual el joven cerebro en evolución es muy modificable: en algunos niños con autismo la interacción repetida y activa con el entorno físico y social que garantiza la intervención conductual temprana puede modificar su circuito neuronal, corrigiendo antes de que los correlatos neurobiológicos de la conducta autista sean permanentes.

· · ·

Naturaleza de la intervención: La intervención conductual es un "paquete" de tratamientos que se aplican de forma intensiva y sostenida (con oportunidades de aprendizaje cuidadosamente planificadas) Una característica importante de la A.B.A. es que es altamente individualizada Intensidad: Los mejores resultados se obtendrían, según los partidarios de esta metodología, en aquellos niños que hayan seguido la intervención conductual durante al menos 30 horas a la semana, todos los días. Duración: los mejores resultados se obtendrían con niños que hayan practicado esta intervención intensiva durante al menos 2 años consecutivos, si no más.

Entorno: en general, se prefieren entornos tranquilos y sin distracciones para la primera vez, teniendo en cuenta que luego el tratamiento debe extenderse a otros entornos para producir efectos duraderos y generalizados. Además, la participación de los padres en el tratamiento puede ser un componente crucial para la intervención en niños pequeños, especialmente si se realiza en el hogar.

Greenspan floortime

Greenspan es psiquiatra infantil y psicoanalista, además de profesor de psiquiatría y pediatría en una facultad de medicina de Estados Unidos. Su enfoque es el resultado de una larga experiencia de trabajo con niños pequeños y sus familias.

La breve presentación que sigue sobre su método está tomada de un libro, un manual que, al integrar la experiencia clínica con los trabajos de investigación sobre el desarrollo mental y emocional del niño, proporciona a los padres de niños con necesidades especiales una orientación muy práctica para ayudarles a crecer y educarse de forma directa y serena, mediante la interacción directa y el juego.

Y, en efecto, en este libro se trata realmente del juego, es decir, de cómo encontrar la manera de jugar con su hijo y hacer del juego una herramienta para involucrarse emocional y cognitivamente. "Floor-time", literalmente "tiempo que se pasa en el suelo", significa exactamente eso, pasar 20-30 minutos en el suelo con su hijo jugando e interactuando con él.

Este es el nodo central del planteamiento de Greenspan, el juego, pero la base subyacente de la que se beneficia el juego para guiar y fomentar el desarrollo del niño está representada por las relaciones humanas, que nutren el cerebro y la mente del ser humano y sin las cuales no se puede generar, en palabras de Greenspan, sentido de autoestima, iniciativa y creatividad, y funciones superiores como la lógica, el juicio, la abstracción. Lo que distingue, por tanto, a este tipo de enfoque de otros puntos de vista tradicionales sobre la cognición y el aprendizaje es que la "lección" emocional precede a la cognitiva y es, de hecho, su base, el punto de partida para movilizar el crecimiento intelectual y emocional del niño disca pacitado y capacitado.

Este crecimiento se verá afectado principalmente por tres factores. El primero está representado por el potencial neurológico con el que está dotado el niño y los límites biológicos que impiden su funcionamiento.

El segundo es la forma en que el niño se relaciona con sus padres, profesores, operadores u otras figuras de referencia, y el tercero está representado por el tipo de família, la cultura subyacente y el entorno en el que vive, con las expectativas y la capacidad de procesar y aceptar que le siguen.

Por lo tanto, es fundamental en este enfoque el trabajo de los padres con el niño, paralelo al de los terapeutas y profesores, y el trabajo de los padres sobre sí mismos, sus respuestas y estilos de interacción, juego y respuesta emocional a las demandas y necesidades del niño a medida que crece. El padre se convierte así en un compañero de juego y en un guía que lleva al niño por el camino de la evolución.

El "Floortime" es, por tanto, un llamado "enfoque evolutivo", ya que se trata de un método sistemático para ayudar al niño que tiene problemas a adquirir y dominar las diferentes etapas del desarrollo y las habilidades relacionadas. Greenspan identifica 6 etapas y habilidades en el crecimiento mental del niño, fundamentales para todo tipo de aprendizaje y desarrollo intelectual, y para la posibilidad de interactuar con el mundo.

La primera habilidad que el niño debe aprender a dominar es la capacidad de permanecer tranquilo y estar abierto e interesado en los estímulos del exterior; más tarde tendrá que aprender a interactuar y sentirse bien con los demás, especialmente con los padres y otras figuras de referencia, compartiendo con ellos intimidad y seguridad.

La tercera etapa es la capacidad de crear intercambios comunicativos recíprocos, es decir, abrir y cerrar los llamados "círculos de comunicación", partiendo de responder a la sonrisa de la madre para llegar a dar una respuesta gestual o verbal a una propuesta que viene del otro y tratando de entender su intención y comunicación.

Este puede parecer el punto de llegada para muchos niños con autismo y el punto de partida para el desarrollo emocional e intelectual, pero no hay que olvidar ni las etapas anteriores ni los objetivos posteriores.

De hecho, a partir de aquí, el niño avanza hacia la adquisición de la capacidad de crear gestos complejos, de secuenciar una serie de acciones en una secuencia elaborada de razonamiento lógico, la capacidad de crear nuevas ideas y, por último, la capacidad de crear un puente entre las ideas y hacerlas reales y lógicas, lo que significa esencialmente ser capaz de expresar ideas y sentimientos a través del juego o del lenguaje y ser capaz de unirlos según un pensa miento lógico y original.

El método en el que se basa este tipo de enfoque se basa, como hemos dicho, en el juego directo e interactivo con el niño, realizado por los terapeutas pero sobre todo por los padres. Un juego por tanto tan espontáneo y divertido como cualquier otro momento de juego y tiempo libre, pero siempre teniendo en cuenta que, a diferencia del juego espontáneo, el padre tiene aquí un papel protagonista y maestro, por lo que debe intentar ser siempre un compañero de juego muy activo.

El tipo de juego se inspira en unos principios muy claros, no siempre sencillos de seguir, entre los cuáles el más importante es tratar de seguir siempre la orientación e iniciativa del niño y jugar con cualquier cosa que le llame la atención, aunque sólo sea mirar por la ventana, pero de forma que se fomente la interacción. Sin embargo, seguir los intereses del niño no significa dejarse llevar pasivamente por su juego o por su negativa a jugar con el otro, sino que significa basarse en lo que el niño hace y obliga, literalmente, a abrir y cerrar más y más círculos de comunicación.

El trabajo se lleva a cabo de forma intensiva por parte de los terapeutas y los padres, pero son sobre todo estos últimos los que tienen que comprometerse a tallar, en las aproximadamente 12 horas que un niño suele tener de vigilia, 6 o 10 sesiones de "Floor time" de 20-30 minutos cada día.

También hay que tener en cuenta que este enfoque, que al principio parece entrar en la rutina diaria y alterarla, luego suele convertirse en una filosofía de vida y en un enfoque general para resolver comportamientos problemáticos o problemas en la adquisición de nuevas nociones y habilidades. En su trabajo de investigación y práctica sobre casos de Autismo y Trastornos Globales del Desarrollo, Greenspan introdujo el término "Trastorno Neurológico Multisistémico", para referirse a los niños con problemas de comunicación y comportamientos repetitivos, pero que pueden o tienen el potencial de relacionarse con los demás con calidez y alegría.

En su experiencia de trabajo con niños con este tipo de problemas observó que, en contra de muchos pronósticos pesimistas que suelen acompañar al diagnóstico de Trastorno Global del Desarrollo, cuando se introducen e intensifican las interacciones afectivas espontáneas basadas en intercambios muy consistentes, o gestuales o verbales, disminuyen las conductas idiosincrásicas o de perseveración y aumenta la capacidad de relación.

Terapia del habla

Los estudios sobre las respuestas eléctricas cerebrales muestran, como ya se ha mencionado, que existen modos naturales de adquisición (asociación sensorial cruzada, adquisición sensorial libre, asociación motora cruzada, adquisición motora libre, imitación libre), en situaciones de tranquilidad, que se consideran como base fisiológica del mecanismo de funcionamiento de las terapias de intercambio y desarrollo y que difieren de otras características asumidas en la base de enfoques como la psicoterapia analitica y las terapias conductuales.

Prácticamente el sujeto autista está fisiológicamente predispuesto, aunque con expresiones peculiares, a una curiosidad y a una necesidad de adquirir espontáneamente, así como a una tendencia natural a la imitación tanto en lo que se refiere al movimiento como a las emociones.

Estas características inspiran los principios generales del TED, que consisten en poner a disposición del sujeto situaciones de intercambio comunicativo caracterizadas por la tranquilidad, la disponibilidad y la reciprocidad, en el proceso de realización del proyecto individual. El proyecto terapéutico previsto por el TED, como ya se ha mencionado, es multidisciplinar e implica también a la familia, y dentro de este proyecto individual desarrollado para el niño y situado en un enfoque más global se integra el trabajo logopédico.

El papel que desempeña el terapeuta del lenguaje en un equipo multidisciplinar tiene dos modalidades principales: por un lado una intervención directa sobre el niño en cuanto a intervenciones logopédicas individuales o grupales, y por otro una acción más indirecta a través de la participación en los tratamientos psicoeducativos, la colaboración con la fa milia, la información y el diálogo diario con el equipo que le atiende.

Se trata de ayudar al niño a expresar sus necesidades, sus rechazos, sus alegrías y sus miedos y de ayudar al entorno a adaptarse a este niño que tiene un comportamiento extraño.

El enfoque se apoya en algunos elementos clínicos esenciales, que llevan a definir los trastornos del lenguaje en el autismo como complejos, heterogéneos y variables.

Son trastornos complejos porque se insertan en una patología más global que el desarrollo y las interacciones sociales y las relaciones con el entorno. Luego porque se refieren a trastornos lingüísticos relacionados con el autismo real al mismo tiempo, pero también posiblemente a trastornos relacionados con otros síndromes asociados, de nuevo por que se refieren al lenguaje, pero más ampliamente a la comunicación en todas sus formas: comunicación verbal, comunicación no verbal". Por último, porque afectan a varios niveles de organización lingüística: fonología, léxico, sintaxis, semántica y el uso social del lenguaje, el componente pragmático.

Son trastornos heterogéneos porque abarcan realidades clínicas muy diferentes en cuanto a su etiología, diagnóstico y pronóstico (algunos niños no adquieren el lenguaje, otros acceden a un lenguaje rudimentario que mantiene características como la ecolalia; otros poseen el lenguaje, pero tienen dificultades para utilizarlo de forma convencional), y por qué los niños también pueden tener niveles muy diferentes en distintos sectores del lenguaje.

Por último, son trastornos variables porque varían la expresión en un mismo sujeto.

Frente a esta "semiología polimórfica" se identifican tres modos de acercamiento logopédico al sujeto au tista: el primero hace uso de las técnicas habituales, el segundo utiliza medios procedentes de la expe riencia en los distintos sectores de la discapacidad, donde el objetivo es favorecer la adaptación e integración del individuo en su entorno. El tercer nivel es más específico del autismo y se basa en una idea central: esta idea central es que la intervención debe priorizar la comunicación en todo momento.

. . .

El lenguaje suele construirse a través de la comunicación y con ella, al tiempo que tiene otras funciones, como la cognitiva. El niño autista tiene dificultades a la hora de comprender, a la hora de manejar los códigos que rigen este uso social del lenguaje. Por lo tanto, no se trata de enseñar al niño a hablar correctamente, sino de empujarlo a comunicarse eficazmente.

De ahí se derivan algunos principios rectores:

- La intervención se basa en la llamada concepción ecológica del enfoque logopédico, es decir, se desarrolla no sólo en la sala de rehabilitación, sino que "hace participar al entorno en el complejo proceso de construcción del lenguaje y la comunicación".
- La colaboración activa de la familia, "primer interlocutor de la comunicación del niño", es fundamental, y con ella se realiza un "trabajo conjunto de información mutua y armonización de puntos de vista", que representa la primera etapa de la intervención.
- Para evitar toda una serie de consecuencias, la intervención debe ser lo más precoz posible, y tiene como objetivo "armonizar las capacidades del niño en los distintos sectores del lenguaje" inspirándose en las etapas normales del desarrollo.

Se privilegia la comunicación multimodal (uso de códigos visuales, gestuales, simbolización gráfica de los sonidos...), con la utilización de todos los canales potencialmente adecuados, y "el uso de sistemas alternativos de comunicación debe tenerse en cuenta siempre que haya necesidad de hacerlo, sin esperar al fracaso de los métodos tradicionales".

El modelo teórico al que se hace referencia es el que investiga "las condiciones de emergencia del lenguaje y la puesta en práctica de la comunicación en los niños sanos" identifica formas de actividad compartida entre el niño y el otro, que denomina "formatos" o "conjuntos de comunicación", que permiten establecer el intercambio comunicativo y la aparición del lenguaje; estas situaciones responden a tres propiedades fundamentales: repetitividad, previsibilidad y sistematicidad. Precisamente estas características ayudan al niño a descubrir los mecanismos básicos de la comunicación.

La intervención logopédica, que implica una evaluación en profundidad y forma parte del proyecto individual multidisciplinar, puede represen tarse articulada principalmente en tres niveles: un nivel que se refiere a la comunicación en el contexto familiar, un segundo nivel de comunicación en todas las situaciones de actividades compartidas entre el niño y el entorno (comidas, baño, juegos...), un tercer nivel más específico, destinado al trabajo más directo sobre el lenguaje y la comunicación. El trabajo puede realizarse individualmente, en talleres de comunicación o en grupos más amplios.

El lenguaje utilizado se adapta a las capacidades del sujeto: se evita cuidadosamente un "baño de lenguaje", por el contrario, acentuación y pronunciación exageradas, entonación repetitiva, habla más lenta, uso acentuado de la mímica y de los gestos, vocabulario simplificado, uso de palabras particulares, uso de frases cortas y simples con una construcción poco variada. Se ignoran los comportamientos inadecuados, como la ecolalia, mientras se retoman y fomentan los momentos de comunicación intencional, refiriendo y completando las producciones del niño, comentando el entorno y los objetos. La imagen que tiende a crearse es la de "un contexto de actividades compartidas por el niño y el terapeuta, los "escenarios" de comunicación así establecidos se reproducen de forma estable y luego se enriquecen gradualmente en función de sus progresos".

En estas situaciones, "la continuidad, la estabilidad de la actividad del niño se fomenta tanto con la elección de material sencillo, con tareas claramente descritas, como con una finalidad claramente perceptible y con acciones fáciles de anticipar".

Terapia asistida por animales

En este tipo de terapia los animales entran en escena y se convierten en coprotagonistas del proceso terapéutico. Esto puede ocurrir de varias maneras En la hipoterapia, o terapia con el medio del caballo, se aprovechan algunas características físicas del caballo, junto con valores psico-lógicos y sociales relacionados con el caballo y el entorno de la cuadra. El movimiento particular del caballo ofrece desde un punto de vista físico tensiones al sistema neuro-muscular del jinete, que pueden aportar diferentes benefi-cios al desarrollo psicomotor de la persona, y mejorar la coordinación, el equilibrio, el tono muscular, la tracción fina y global, la respiración, etc.

Por tanto, es fácil imaginar que este tipo de estimulación también tendrá efectos a nivel de la integración sensorial, que en el autismo suele ser deficitaria. Pero además de las características físicas, el caballo, y el entorno en el que vive, también ofrece otras ventajas, con implicaciones en el área psicológica y de interacción con los demás.

. . .

De hecho, por un lado, el caballo se presta a ser un compañero, un amigo, un animal al que cuidar, pero al mismo tiempo, por otro lado, coge al niño en su espalda y lo lleva de un lado a otro.

Del mismo modo, el caballo se presta, por un lado, a ser un contenedor, es decir, un ser más que contiene, que transporta, que ofrece unos límites muy precisos dictados no sólo por su tamaño y su peligro intrínseco, sino también por las normas que siempre han acompañado a los cuidados y a la equitación. Por otro lado, el caballo no es contenedor sino contenido, ya que ofrece la posibilidad exclusiva de que el niño lo guíe, lo lleve, aprenda un nuevo lenguaje, hecho de gestos y movimientos e incluso vocalizaciones, para llevarlo a donde quiera.

Además de estos aspectos, propios del caballo, no hay que olvidar los valores y beneficios relacionados con cualquier tipo de actividad lúdico deportiva, individual o en equipo, como la motivación, la autoestima, la capacidad de atención, la independencia, en el sentido de la voluntad de realizar una nueva actividad como protagonista, en continua interacción y armonía con otro ser vivo. Por último, están los beneficios psicosociales de un proceso terapéutico estrechamente vinculado a una actividad lúdico-deportiva realizada en un entorno público y abierto, no médico y reservado a la patología, que ofrece una nueva oportunidad de integración social.

Otro tipo de terapia asistida por animales es la terapia con delfines. Se trata del único ejemplo de terapia asistida con animales que utiliza un animal no doméstico, sino salvaje, o más bien acuático, como los delfines. A esta especie, que vive precisamente en un medio marino, por lo tanto, muy diferente al nuestro, se le ha reconocido siempre una particular capacidad para entrar en contacto con los seres humanos, y para interactuar y jugar de forma totalmente espontánea con ellos.

Otra característica muy favorable de estos simpáticos animales es que son animales sociales, no solitarios, que disponen de un complejo sistema de comunicación para comunicarse entre sí, formado por sonidos y ultrasonidos que parecen tener un particular efecto beneficioso para las personas. Además, los delfines tienen una capacidad especial para entender ciertos tipos de lenguaje humano, como el lenguaje de signos.

Por estas características, combinadas con una gran inteligencia, se planteó la idea de utilizar a los delfines con fines terapéuticos en el autismo y en casos de depresión u otros trastornos mentales.

• • •

Los principales efectos que se han estudiado son una mejora en la integración de algunos aspectos de la personalidad y la corporalidad, como la percepción de las partes del cuerpo descuidadas, estimulada por el movimiento de los delfines y el agua que los rodea; la capacidad de expresión y la espontaneidad, favorecidas por el hecho de que en el agua, en compañía de los delfines, hay menos reglas, o son de otra manera diferentes a las nuestras; el movimiento, también estimulado por la particular vivacidad de los delfines y su propensión al juego; la voluntad de contacto, también favorecida por el medio acuático.

3

Los síntomas del autismo

UN AUTISTA PUEDE MOSTRAR los primeros síntomas y signos de la enfermedad alrededor de los 2-3 años de edad.

Sin embargo, el autismo es generalmente una condición que se manifiesta inequívocamente con el inicio de la escuela, cuando el paciente, que tiene problemas de interacción y socialización, entra en contacto diario con muchas otras personas. La sintomatología del autismo es muy variable, tanto en lo que respecta a la extensión de los síntomas como a la gravedad. Por ello, cada paciente autista representa un caso propio, diferente de los demás.

· · ·

En un niño autista, los síntomas y signos de autismo que denotan problemas de comunicación e interacción con los demás son:

- Un retraso en el desarrollo del lenguaje.
- Tendencia a evitar el lenguaje hablado.
- Repetición frecuente de un conjunto de palabras o frases.
- Hablar en un tono que suena monótono y uniforme, como si no pudiera adaptarse a las situaciones actuales.
- Tendencia a interpretar literalmente cualquier cosa que se escuche y la falta de capacidad para reconocer un modismo o frase sarcástica o humorística.
- Tendencia a comunicarse con palabras individuales en lugar de frases.
- Incapacidad de responder a la pronunciación del nombre propio por parte de otras personas. Debido a su rareza, los individuos autistas a veces parecen individuos con deficiencias auditivas. En realidad, sin embargo, sus capacidades auditivas son casi siempre muy regulares.
- Desinterés total (desinterés que a veces parece prácticamente molesto) hacia los "mimos" y gestos de ternura, dirigidos por los padres y otras personas.
- Preferencia por quedarse y jugar solo.

- Responder de forma airada o agresiva sin ningún motivo concreto.
- Tendencia a evitar el contacto visual.
- No utilizar gestos y expresiones faciales para comunicarse.
- No divertirse en situaciones agradables para los compañeros, como las fiestas de cumpleaños.
- El escaso, o nulo, interés por hacer amigos con sus compañeros.
- Tendencia a ser intrusivo.

Algunos de estos problemas, como el retraso en el desarrollo del lenguaje o la preferencia por jugar solo, se detectan ya en la etapa preescolar. Algunos comportamientos anormales clásicos de un niño autista son:

- Realizar algunos movimientos repetitivos, como balancearse de un lado a otro o golpearse las manos.
- Utilizar los juguetes de forma diferente a sus propósitos reales.
- Depender fuertemente de ciertos hábitos, hasta el punto de que un posible trastorno de éstos representa un verdadero drama.
- Experimentar una fuerte atracción o una importante repulsión por los alimentos, según su color o preparación.

- Por razones inexplicables, la tendencia a oler juguetes, objetos y personas.
- Tener muy pocos intereses, pero maniáticos. Está muy extendido que los sujetos autistas desarrollen una atracción particular por ciertas actividades o cosas y le dediquen la mayor parte de su tiempo diario.
- Demostrar una sensibilidad específica a las luces intensas, a ciertos sonidos o al contacto físico (aunque no sea doloroso).
- Estar en constante movimiento.

Entre las personas con autismo, algunas tienen un coeficiente intelectual inferior a la media y escasas habilidades de aprendizaje, otras con una inteligencia normal, y otras más, pero eso es una minoría absoluta con habilidades específicas en matemáticas o arte.

Muchos individuos con autismo muestran problemas de coordinación y torpeza en los movimientos. En la edad adulta, las dificultades de una persona con autismo pueden mejorar en algunos casos incluso claramente, o permanecer sin cambios, sino incluso empeorar.

En opinión de los médicos, los padres deben someter a su hijo a controles especializados si:

- A los seis meses, si no sonríe ni denota ningún signo de alegría.
- A los nueve meses, si no emite sonidos ni muestra ninguna expresión facial particular.
- A los 12 meses, si no vocaliza.
- A los 14 meses, si no realiza ningún gesto de retorno, no indica, no se estira, etc.
- A los 16 meses, si no habla.
- A los 24 meses, si no dice frases de dos palabras.

¿Qué pruebas debo hacer?

Normalmente, los análisis y pruebas de evaluación incluyen:

- Una exploración objetiva sirve para establecer la naturaleza exacta de la sintomatología. Por ejemplo, un niño que no responde a su nombre puede sufrir un trastorno auditivo no diagnosticado. Los médicos aclaran este y otros aspectos del mismo tipo con la exploración objetiva.
- Un análisis del perfil genético para aclarar si el individuo examinado padece algún trastorno

genético de los señalados anteriormente (síndrome X frágil, síndrome de Rett, etc.).

- Una prueba especializada que evalúa la interacción social, las habilidades de comunicación y el comportamiento. Para este tipo de evaluación, es fundamental comparar lo observado por el conductor de la prueba y lo observado por los padres y los profesores del colegio hasta el momento.
- Una prueba especializada que establezca el desarrollo del lenguaje.
- Un examen neurológico para evaluar la salud mental.
- Un cuestionario dirigido a los padres que sirve para aclarar si, en la familia, hay (o ha habido) familiares con trastornos similares al individuo examinado.

TEST DE EVALUACIÓN CONDUCTUAL ABAS DE 5 A 21 AÑOS

Creo que sería una buena idea que probaras el test Abas, pero antes, veamos en qué consiste. El ABAS II está estructurado en 5 cuestionarios (con un número variable de ítems de 193 a 241) que deben ser cumplimentados por el propio sujeto o por algunas figuras de referencia (profesores, padres, familiares, cuidadores u otras personas que participen en las actividades diarias del examinado), que pueden verificar la presencia y frecuencia de las conductas. El cuestionario para adultos también puede utilizarse como autoadministración.

La herramienta investiga diez áreas adaptativas atribuibles a 3 dominios:

Conceptual: Comunicación, Habilidades preescolares/escolares, Autocontrol,

Social: Juego/Ocio, Socialización;

Práctica: Autocuidado, Vida Doméstica/Escolar, Uso del Entorno, Salud y Seguridad, Trabajo.

A ellas se añade el área de Movilidad, que se limita a evaluar a los niños de 0 a 5 años.

CARACTERÍSTICAS PRINCIPALES

Evaluación integral de las habilidades de adaptación al ciclo vital.

Múltiples fuentes de información concurren en la evaluación.

. . .

Evaluación en diferentes contextos: escuela, hogar, trabajo, centros sociales.

ES ÚTIL PARA:

- Diagnosticar y clasificar discapacidades y trastornos, midiendo su incidencia en el desarrollo de la vida autónoma en sujetos de todas las edades.
- Medir áreas adaptativas en diferentes contextos: escuela, trabajo, familia, centros sociales, para obtener una imagen completa de las habilidades funcionales de un individuo.
- Elaborar planes de tratamiento, documentar y supervisar los progresos a lo largo del tiempo.
- Incluso el mero hecho de leerlo y evaluarlo nos da una idea de las habilidades que faltan, aquellas en las que se puede trabajar, las que suponen un reto más importante.

4

Manifestaciones del autismo

EL AUTISTA VIVE EXACTAMENTE en el mismo mundo que los no autistas, con la diferencia de que su cerebro estático, con su particular funcionamiento interno, procesa la información entrante de forma diferente. En primer lugar, es necesario distinguir las manifestaciones autistas de los trastornos del comportamiento. Cuando la información recibida es demasiado compleja para gestionarla y organizarla internamente, la estructura autista se enfrenta a una desestabilización comparable a un terremoto o una tormenta interior que se manifiesta en el plano físico. La persona autista trata instintivamente de recuperar su estabilidad, sobre todo ejerciendo presión sobre una zona concreta de la cabeza. Por este motivo, es frecuente ver a los niños autistas darse golpes en la cabeza.

. . .

En este gesto no hay ninguna intención de autolesión o autoestimulación, sino sólo una reacción de supervivencia ante un fenómeno físico muy desagradable que provoca un gran malestar En estos casos, el autista necesita ayuda.

Este mecanismo de "supervivencia" es el que pone en marcha la cadena que permite acceder al trabajo de organización cognitiva que conduce a la autoconciencia. Es esencial que un autista aprenda a manejar este mecanismo tan pronto como se manifieste y sea accesible.

A diferencia de los neurotípicos, los autistas deben gestionar en todo momento el vínculo entre la información del exterior y el estado interno de su cuerpo. Si su cerebro percibe un cambio en el exterior, el equilibrio interno sufre una alteración y tienen que restablecerlo en función de lo que ha cambiado. Se mueven para encontrar o volver a un punto de equilibrio. Para un autista, el movimiento es una reacción normal del cuerpo a la forma en que el cerebro es estimulado por los cambios que percibe a su alrededor. Como todo lo que es externo a su cuerpo cambia continuamente, el autista da prioridad a la búsqueda del equilibrio interno y esta búsqueda pasa por el movimiento constante. Sus movimientos no son aleatorios: es un mecanismo de supervivencia.

. . .

Los autistas tienen una relación muy compleja con el contacto físico.

Todo entra por los ojos: si un autista es tocado pero no ve el contacto y el cerebro no puede asociar una imagen con la sensación física percibida, el contacto no puede ser registrado y, por tanto, provoca un profundo malestar. Pero no se trata de un malestar emocional, a lo que se enfrenta el autista es a una incoherencia en el procesamiento de la información. Para ser transmitido al cerebro, el contacto físico debe ser visto.

Cada vez que se produce un contacto físico, el cerebro de la persona autista debe procesar la información sensorial recibida. Hasta que no se procesa y clasifica esta información, el cerebro no puede dedicarse a otra cosa. Es más o menos lo que le ocurre a una persona neurotipica cuando en la prenda que lleva hay una etiqueta que le irrita la piel del cuello o de la espalda. Hasta que no se elimine la incomodidad causada por la etiqueta, esa persona tendrá dificultades para concentrarse en el presente. Una vez que se quita la etiqueta, puede cambiar inmediatamente a otra cosa; la persona autista, en cambio, no podrá deshacerse de la sensación de incomodidad por la presencia de la etiqueta durante horas.

. . .

Este fenómeno, que estaría causado por la hiperconexión del cerebro del autista, no es un problema de modulación sensorial y no tiene nada que ver con la afectividad.

Debido a esta hiperconexión, la sensación provocada por el contacto, ya sea con una persona o con una consistencia desconocida, es recibida de forma "exagerada" por el cerebro, que la sitúa en la fila de la información a procesar. Este fenómeno relacionado con el procesamiento de la información se repite de forma similar para todo tipo de estímulos externos, táctiles, auditivos o visuales.

Dado que el cerebro de los autistas procesa los datos de uno en uno, manejar la información de tejidos de varias texturas y/o colores al mismo tiempo es muy complicado. La elección de la ropa no sigue los mismos criterios que la neurotípica. Los autistas, de hecho, no se preocupan por la apariencia de la ropa, se limitan a elegir aquella que les ayuda en la gestión del autismo, lo que les obliga a procesar la menor información cognitiva posible. Es una cuestión de supervivencia.

En algunos casos, la ropa también puede estar directamente asociada a actividades o contextos específicos. El cerebro del autista es muy hábil para hacer asociaciones, pero le cuesta organizar y sintetizar la información. Un autista puede ponerse un determinado pantalón para ir al colegio, pero una vez allí quitárselo, porque le resulta imposible ponérselo en lo que él percibe como una ocasión o función diferente.

Una vez hecha la asociación escuela-ropa, es muy difícil, sino imposible, que la persona autista la modifique.

Para comportarse de forma diferente necesitará ayuda.

Los autistas tratan de satisfacer algunas necesidades internas, las necesidades de su cerebro "manual". No se trata de rabietas. Hay que tener paciencia con ellos; después del trabajo de organización cognitiva, también aprenderán a tomar decisiones diferentes.

Cuando toquemos a un autista por primera vez, o cuando se encuentre en un contexto nuevo o esté cansado o ansioso, debemos evitar absolutamente el movimiento, la conversación y las preguntas. Limitemonos al contacto estático: pongamos nuestra mano sobre él sin movernos. De este modo, ayudamos al autista a procesar el contacto más rápidamente, más adelante, cuando se acostumbre al contacto estático, podemos introducir gradualmente el contacto no estático.

. . .

De este modo, el autista podrá procesar estos contactos con mayor facilidad.

Al parecer, los autistas reaccionan de forma exagerada a los estímulos sensoriales de su entorno. El ruido de la máquina de café, por ejemplo, es "retorcido" para un autista es irregular, inestable y está lleno de pequeñas variaciones que no puede manejar. No es el ruido sino su irregularidad lo que ataca su sistema de procesamiento de la información.

Como el autista se cansa rápidamente en presencia de sonidos de este tipo, trata instintivamente de evitarlos.

Estos ruidos le hacen "mal", es decir, le provocan un verdadero dolor físico en la cabeza, un dolor que, sin embargo, no tiene nada que ver con el que se siente, por ejemplo, cuando se golpea el dedo gordo del pie contra algo al caminar. Un ruido irregular es una agresión, que seguirá retumbando en su mente y no se desvanecerá hasta que sea procesada. La persona autista, por tanto, debe enfrentarse a un estímulo demasiado intenso, y gestionar la sensibilidad excesiva.

. . .

Hay que conseguir que "vea" el ruido del cortacésped, para localizar y procesar el ruido, el autista debe ser capaz de asociarlo con el objeto que lo produce en el momento en que lo produce. El propio cortacésped debe situarse en un contexto espacio-temporal, de lo contrario se generará una sensación de malestar ¿este objeto hará este ruido siempre?

Los autistas son pensadores visuales, es cierto, pero tenemos que ayudar a sus mentes a hacer las conexiones necesarias.

Debemos activar su visualización interna, favoreciendo así la organización cognitiva, de lo contrario las conexiones se producirán sólo a través de la visualización externa, la que capta el entorno circundante, y no la que organiza los pensamientos. ¡Será como privarles de la cámara (estática) y darles una cámara (en movimiento)!

Cuando se creía que el autismo era una enfermedad, se consideraba que los comportamientos autistas eran síntomas que desaparecían. Nadie se preguntaba por qué todos los autistas del mundo se comportan igual, ni para qué servía.

· · ·

Además, ningún estudio demostró cómo contrarrestar estos comportamientos.

Cuando el cerebro tiene dificultades para procesar información compleja, el cuerpo interviene para ayudarle a mantener el equilibrio necesario. Se puede decir que los gestos físicos son manifestaciones del cuerpo que ayudan al cerebro, y que retroceden o se desvanecen espontáneamente en cuanto el cerebro puede trabajar por sí mismo.

No olvidemos que el cuerpo humano es inteligente y que nunca hace nada por casualidad. Nunca hay que intentar obstaculizar el comportamiento espontáneo de un autista.

Se trata de una etapa del desarrollo por la que pasan todos los autistas. Estos comportamientos se manifiestan en una etapa concreta y su presencia es crucial para entender qué tipo de intervención y apoyo necesita.

Algunas personas están convencidas de que hay que evitar el "aleteo de manos", es decir, la acción de agitar rápidamente las manos típica de los autistas. Y creen que el autismo está "curado" porque ya no es visible. El aleteo de manos no es sólo cosa del autismo, es típico del desarrollo humano; todos los niños, alrededor de los nueve meses, hacen este gesto, que luego desaparece con el tiempo. ¿A quién se le ocurre impedir que un bebé de nueve meses mueva los brazos? A nadie, por supuesto. Nos parece bien que el niño se exprese y le damos tiempo para que crezca.

En los autistas, el aleteo de manos se manifiesta más tarde y no desaparece. Se produce en dos circunstancias: como indicador de una emoción positiva que intenta procesar o cuando hay una mezcla de emociones en un estado previo a la crisis. La presencia del aleteo de manos en un autista es una excelente noticia, porque indica el logro de una determinada etapa de desarrollo. El aleteo de manos es la expresión motora de una emoción, y no un comportamiento a reprimir. Es una señal de que el cerebro empieza a ser capaz de captar emociones positivas (por ejemplo, la persona que agita las manos expresa su propia satisfacción).

Se puede decir que el batir de manos es una manifestación del cuerpo que ayuda al cerebro a captar una emoción positiva, la alegría, que es la emoción de la que se alimenta la comunicación.

En cuanto el cerebro consigue procesar la información transmitida por esta emoción, el batir de manos pierde su significado, se vuelve inútil para el autista y desaparece.

Los autistas suelen sujetar objetos y cuando se les intenta quitar, reaccionan de forma exagerada.

Un objeto que se sostiene en la mano se considera erróneamente un objeto transitorio. Sin embargo, para un autista es un signo estable o una unidad de medida que le ayuda a situar su cuerpo en movimiento en el espacio. Si, por un lado, la posición del cuerpo cambia continuamente, obligando al cerebro del autista a buscar un nuevo equilibrio, por otro, este punto de referencia concreto permanece constante, su presencia es, por tanto, esencial para anclar al individuo en la realidad física, y al mismo tiempo le permite concentrar sus funciones cognitivas en otro lugar.

Cuando un autista comienza a localizar su presencia física en el entorno, toca las paredes y los muebles, un poco como si fuera ciego: esto permite al cerebro seguir el movimiento del cuerpo y orientarse en el espacio. Después, se ayudará sujetando un objeto que le permita atravesar un entorno. El objeto sirve de unidad de medida concreta para el cerebro: así, el autista podrá seguir la medida de su cuerpo en un entorno y mejorará su capacidad para descifrar su entorno.

. . .

No hay una edad adecuada para recurrir a un objeto de gestión del autismo.

Si intentamos privarle de este tipo de objeto, el autista tendrá una reacción violenta: tendrá miedo de no poder moverse más y su cerebro dejará de colaborar.

En ese momento, tendrá que volver al entorno que conoce y tocar los muebles o las paredes con los dedos, antes de poder continuar el movimiento que se ha interrumpido, ya que de lo contrario no podrá orientar su movimiento.

El cerebro autista procesa lo que reconoce. Ver una peonza o un ventilador encendido ayuda a tu hijo a procesar la información, porque es un movimiento suave, estable, continuo y predecible. La regularidad del movimiento le proporciona una sensación de profundo bienestar.

Cuando el autista haya alcanzado una determinada etapa de desarrollo, su "sistema" de procesamiento de la información se volverá más sofisticado y su afición por lo regular podrá orientarse hacia actividades más complejas, como las matemáticas, los calendarios, los horarios del transporte público, la física, etc. El estudio de estos sistemas regulares tiene un efecto tranquilizador para el autista.

No hay nada malo en dejar que su hijo observe el movimiento regular de estos objetos, siempre que no lo haga durante horas.

No olvidemos que este tipo de actividad corresponde a una fase de su desarrollo, y que necesita ayuda para pasar a la siguiente fase.

Por el contrario, cualquier estímulo "inestable" o irregular, ruido, luz o contacto físico, puede incomodar profundamente al autista.

Muchos padres nos cuentan que tienen grandes problemas para cortar el pelo a su hijo autista. El pequeño no quiere, reacciona con fuerza, llora y se asusta. Los padres tienen que idear una serie de estrategias que muy a menudo provocan una gran ansiedad en el niño. Muchos cortan el pelo a su hijo mientras está dormido, otros en cambio lo posponen todo lo posible.

· · ·

Ahora sabemos que, hasta que no llega a una determinada etapa de desarrollo, el autista no sabe que su pelo vuelve a crecer. Puede pensar que se quedará corto para siempre.

Además, no tiene la cognición del tiempo. Cortarle el pelo significa alterar su "imagen", modificar una imagen que debe permanecer estable. El niño no puede proyectar esta imagen en el tiempo porque para él el presente es inmutable. El hecho de que se altere con el corte de pelo es, por tanto, una fuente de gran ansiedad.

Para los autistas, todo pasa por los ojos, y las sensaciones táctiles no son una excepción. Los ojos tienen que localizar cada uno de los toques, incluida la sensación de agua que cae sobre la piel. Durante una determinada fase de reconocimiento del movimiento, a fuerza de medir cada una de las gotas que tocan la piel, el cerebro se convierte en una ametralladora. Por eso el niño tiene miedo a la ducha o dice que "el agua duele".

Si, por el contrario, se encuentra en otra fase, puede ser que, al no poseer la cognición del tiempo, no pueda entender que la ducha tiene un principio y un final. No puede organizar cognitivamente la secuencia relacionada con la acción de ducharse, su desarrollo. Además, intentar comunicarle verbalmente el concepto de "duración de la ducha" (por ejemplo, repitiendo varias veces al niño que no tardará mucho, que sólo quedan unos minutos) podría fijar esta actividad en el tiempo, hacerla "estática", lo que complicaría aún más las cosas.

En otros casos, sin embargo, el niño no es capaz de situar su cuerpo en el espacio físico de la ducha (frente a la base, las paredes, el techo), lo que hace que las diferentes fases de la acción de ducharse sean muy laboriosas. En medio de estos puntos de referencia inestables, tiene la impresión de estar continuamente en el vacío.

Cada movimiento que se realiza para lavar una parte del cuerpo requiere mucha concentración y un enorme gasto de energía.

Debido a la hiperconexión del cerebro, los autistas perciben la sensación de cada una de las gotas de agua que caen sobre la piel, no pueden deshacerse de ella procesando la información, y así llevar la con centración de nuevo al interior, porque para lograrlo ya no debe ser estresado externamente por las otras gotas que siguen cayendo sobre su piel, una tras otra. A la primera gota le sigue inmediatamente la segunda, que a su vez debe ser procesada a partir del contacto con la piel, y a los ojos se les pide inmediatamente que la procesen.

Los efectos de la estructura autista son muy notables en la nutrición, a diferentes niveles. Puede ser que el autista, en un determinado estado de desarrollo, no se dé cuenta de que tiene hambre y que todos los puntos de referencia que necesita para entender que tiene que comer están fuera, en el entorno. Por ejemplo, puede querer comer exclusivamente de su plato azul, porque de lo contrario no es una verdadera comida. Podría comer sólo los espaguetis de mamá, porque los de la abuela son diferentes, a pesar de que la receta es idéntica. Puede querer beber agua sólo de su vaso amarillo, o comer un plato sólo si se sirve a su temperatura habitual. Un autista es capaz de hacer una dieta de sólo cinco alimentos sin cansarse.

Si las personas que rodean al autista no son conscientes de este problema y los puntos de referencia son todos externos, en el entorno que le rodea, las comidas pueden convertirse en momentos muy angustiosos. La incomprensión de las comidas, a diferentes niveles, es un problema grave para los autistas, en particular la incomprensión de las texturas y la forma de los alimentos. En una determinada etapa del desarrollo, el autista puede no ser capaz de reconocer el sentido de la comida. Puede que no sepa que lo que tiene en el plato es comida, y esto se debe a que el objeto ha cambiado de forma. Para un autista, las zanahorias cocidas no son lo mismo que las zanahorias crudas. La imagen es completamente diferente, la referencia interna también.

El autista también puede necesitar todos los recursos de su cerebro para poder comer. Estar rodeado de gente que habla puede impedirles concentrarse. Por eso muchos autistas se niegan a comer o a sentarse a la mesa con sus amigos. Los más maduros nos dirán que nos callemos porque están comiendo.

Como no sienten hambre (la persona nunca piensa en comer) y el concepto de "socialidad relacionada con la comida" está ausente, algunos autistas no entienden por qué tienen que sentarse y tragarse la comida que tienen delante.

Para muchos, las comidas no son una oportunidad de sociabilidad, sino algo necesario para mantenerse sano.

Si el autista aún no ha recibido el sentido de la información visualmente, no tendrá forma de saber que el momento de levantarse de la mesa es después de terminar el postre.

. . .

Como la comida del plato nunca es perfectamente idéntica y las cantidades varían, le resulta difícil calcular cuánto tiempo puede levantarse.

Por eso, para entender el sentido de lo que ocurre, algunos autistas piden siempre los mismos alimentos. Durante las comidas, sería mejor reducir al máximo los elementos sensoriales circundantes (televisión, música, ruido, etc.), que constituyen una fuente inútil de estímulos para el autista. La calma es el mejor aliado. No tiene sentido trabajar en varias sesiones de aprendizaje al mismo tiempo. Hay que establecer prioridades. El punto común de todos estos ejemplos es que el cerebro del niño autista funciona de forma diferente, en primer lugar porque no puede procesar la información de forma fluida, y después porque toda la información debe pasar primero por los ojos. Conociendo estos dos principios generales será más posible dar explicaciones ante comportamientos extraños o manifestaciones conductuales del trastorno. Por ejemplo, será más fácil entender por qué tu hijo tiembla por un corte mientras que, en cambio, no parece mostrar una reacción adecuada ante lesiones más graves. Pregúntate por qué. Hemos dicho que el cerebro del niño autista razona a través de los ojos, toda la información pasa por los ojos, la vista es el sentido más desarrollado.

. . .

En consecuencia, es normal que el niño se asuste ante un corte, porque modifica su persona, su cuerpo, la percepción que tiene de sí mismo. Un hueso roto duele más, por supuesto, pero no agita al niño porque no lo ve, su figura no se altera.

El hecho de que el cerebro autista funcione de esta manera, a través de los ojos, explica también, como ya hemos dicho, por ejemplo por qué el niño no quiera cortarse el pelo, pero también por qué el niño no quiere cubrirse en invierno: el frío no se ve, en consecuencia el niño no entiende por qué debe hacerlo.

Los movimientos en el espacio de un niño autista también están condicionados por el sentido de la vista. Es frecuente ver a los niños o adolescentes autistas con sudaderas, capuchas o diversos accesorios para la cabeza. Los autistas suelen utilizar estos arneses como un punto de referencia que sigue a su cuerpo todo el tiempo, permaneciendo regular, sin ser afectado y permitiendo así que el cerebro haga mejor su trabajo... Esto es un gesto de defensa.

Diagnóstico, pruebas y médicos

· · ·

Los trastornos del neurodesarrollo se manifiestan en las primeras etapas del desarrollo y se caracterizan por déficits en el funcionamiento personal, social, escolar o laboral.

El déficit va desde limitaciones muy específicas del aprendizaje hasta la afectación global de las habilidades sociales y la inteligencia.

La discapacidad intelectual, los trastornos de la comunicación, el trastorno del espectro autista, el trastorno por déficit de atención/hiperactividad, el trastorno específico del aprendizaje y los trastornos del movimiento se incluyeron en los trastornos del neurodesarrollo. Este complejo de trastornos supone una elevada carga sanitaria, social y económica. Normalmente los padres observan durante el crecimiento características de comportamiento que consideran preocupantes y el pediatra participa en ello. La observación de conductas que se desvían de lo esperado también puede tener lugar en entornos no familiares, como el jardín de infancia o la escuela primaria. En cualquier caso, la comparación entre los padres y su pediatra de referencia es el primer paso para verificar la hipótesis de un diagnóstico de autismo. En el caso de que el pediatra, basándose en sus observaciones y en las dudas aportadas por la familia, crea haber encontrado síntomas compatibles con el autismo, será necesaria la visita de un especialista que pueda fundamentar el diagnóstico. El diagnóstico debe ser apoyado en centros especializados reconocidos por el Sistema Nacional de Salud en base a la tabla de criterios definida por los dos principales manuales diagnósticos de referencia internacional (CIE y DSM) y con las herramientas estandarizadas adecuadas. El DSM 5, introducido recientemente en Italia, prevé cambios significativos en relación con la categoría diagnóstica de los trastornos del espectro-autista (TEA).

El diagnóstico debe complementarse con un diagnóstico funcional que implique una evaluación clínica global realizada por un equipo multifuncional. Equipo de evaluación.

La experiencia nacional e internacional (sección Directrices) avala la necesidad de realizar el diagnóstico funcional y la definición del proyecto terapéutico de rehabilitación, a través de un equipo multiprofesional que prevea la presencia de al menos las siguientes figuras: neuropsiquiatra, psicólogo, neuropsicomotricista de la edad de desarrollo, logopeda y educador.

El equipo debe tener experiencia clínica y conocimientos actualizados sobre los trastornos generalizados del desarrollo. El itinerario de evaluación es, de hecho, un recorrido articulado que debe establecer el perfil conductual desde el punto de vista cognitivo (capacidad de comprensión), comunicativo (lenguaje), social (relación) y emocional del niño que pueda permitir la definición del proyecto terapéutico habilitante.

Reuniones dedicadas a los padres: En estas reuniones se pretende obtener un conocimiento mutuo entre los padres, y más generalmente los miembros de la familia, y el equipo.

Este informe permitirá, además de recoger los datos anamnésicos, obtener información sobre el comportamiento del niño en los entornos (casa, escuela u otras situaciones ambientales) y su capacidad de adaptación.

En estos encuentros también se podrá profundizar en las características del entorno en el que vive el niño a través de una evaluación de los recursos personales, familiares y, más generalmente, del contexto social en el que se inserta el "sistema familiar" (disponibilidad de servicios territoriales, aspectos socioeconómicos, aspectos culturales).

Estos encuentros, por otra parte, permitirán a los miembros de la familia adquirir al equipo como punto de referencia constante en la fase de diagnóstico y concreción del proyecto terapéutico. Las complejas características del autismo pueden hacer necesario un proceso de diagnóstico que implique una serie articulada de investigaciones. La exploración objetiva y neurológica tiene como objetivo excluir la presencia de las patologías más frecuentemente asociadas al autismo e identificar las características de salud específicas del niño. Será importante verificar los parámetros auxológicos, los parámetros audiométricos y en casos particulares, que surgieron de la historia familiar, las investigaciones genéticas y/o metabólicas pueden ser necesarias. El examen neurológico tiene como objetivo comprobar los síntomas mayores y menores para evaluar la integridad de las estructuras nerviosas centrales.

En algunos casos, puede ser necesaria una investigación instrumental mediante el electroencefalograma. El examen conductual consiste en una evaluación compleja que puede resultar agotadora para el niño. Por este motivo, el examen conductual incluye reuniones distribuidas a lo largo de varios días, durante las cuales, mediante el uso de diferentes metodologías (observación, entrevista con el niño, administración de instrumentos de evaluación estandarizados), el equipo comprobará:

- La presencia de síntomas conductuales codificados por las clasificaciones internacionales de referencia.
- La evaluación de las habilidades cognitivas y del lenguaje.

- La evaluación del desarrollo emocional.
- La evaluación del perfil funcional (habilidades cotidianas, adaptabilidad, etc.)

Desde la primera descripción clínica del autismo se han producido avances significativos en la capacidad de diagnóstico de este trastorno, pero existe un amplio margen de mejora en este ámbito específico. En particular, existe un consenso internacional sobre la importancia de desarrollar herramientas que permitan realizar el diagnóstico lo antes posible durante el desarrollo, así como sobre la necesidad de identificar los síntomas tempranos indicativos de un mayor riesgo de manifestación.

Las investigaciones clínicas sugieren que la eficacia de las intervenciones terapéuticas es mayor cuanto más temprano se inicien durante el desarrollo del niño. En este sentido, se debe aumentar la conciencia por parte de los padres, pero también de los operadores de los jardines de infancia y de la escuela primaria, del perfil "esperado" (típico) para el desarrollo social, conductual y cognitivo (incluido el lenguaje) que caracteriza la edad de desarrollo.

Al mismo tiempo, debe fomentarse la participación de los pediatras a nivel local (distrito sanitario) para apoyar un programa de vigilancia específico para el desarrollo preescolar que pueda identificar y recoger cualquier informe sobre trastornos del desarrollo con referencia también al autismo.

Existe un conjunto de instrumentos que se han desarrollado para la vigilancia de las señales de riesgo de los trastornos del espectro autista, con el fin de identificar anomalías tempranas que indiquen la necesidad de seguir y evaluar al niño en los intervalos previstos para un control.

Estos instrumentos, aunque validados en el ámbito clínico, tienen algunas limitaciones. Tienen una alta especificidad con respecto al trastorno, pero tienen una sensibilidad (85%) no totalmente satisfactoria, lo que puede determinar la posibilidad de un diagnóstico erróneo, es decir, el no reconocimiento del trastorno.

5

La crianza de los hijos

TODOS LOS PADRES quieren que sus hijos estén sanos y crezcan sanos; cuando esto no sucede, el proyecto familiar relacionado con el nacimiento sufre una reducción drástica y dolorosa. Las repercusiones en los padres que experimentan que su hijo sea diagnosticado con un trastorno del espectro autista afectan la identidad, los planes emocionales y sociales y aún han sido poco estudiadas para orientar la relación de los trabajadores de la salud y los servicios sociales con los padres.

La ausencia de certeza médico-científica sobre las causas del trastorno alimenta la pérdida en las familias. El camino para definir el conocimiento diagnóstico casi nunca es lineal y sobre todo no inmediato. En muchos casos algunos déficits o carencias en el niño llevan a los padres a la búsqueda de confirmaciones y un diagnóstico especializado que se construye después de un tiempo, imponiendo en ocasiones una tardía adaptación a la situación de discapacidad.

Cuando ambos padres entienden que comparten las mismas preocupaciones se dan cuenta de que el problema no es fruto de una excesiva aprensión, sino que las dificultades del niño son reales. También puede ocurrir que sólo uno de los dos padres se percate de las dificultades del niño y que se vea obligado no sólo a afrontar sus sentimientos respecto a la situación del niño, sino también a comunicar a la pareja lo que no percibe o no quiere percibir. El autismo es multifacético y hay varios matices de comportamiento que hacen que cada niño sea diferente de los demás y necesite un enfoque de rehabilitación personalizado.

Independientemente de cómo se comunique el diagnóstico, el impacto emocional resultante es naturalmente muy fuerte, en la mayoría de los casos se necesita un período de tiempo para tratar y procesar la situación. Cada padre enfrenta la situación de manera diferente; en la mayoría de los casos, sin embargo, el proceso se desarrolla gradualmente, pasando por diferentes etapas, desde las iniciales donde prevalece el shock, la negación, el dolor y la culpa, hasta las finales de adaptación y activación.

. . .

Confirmando el enorme sufrimiento experimentado por los padres, un importante estudio longitudinal estadounidense examinó los síntomas depresivos en madres de niños diagnosticados con un trastorno del espectro autista.

Los resultados encontraron que más de las tres cuartas partes de las madres (78,7%) tenían síntomas depresivos relevantes en la semana posterior al diagnóstico y que el 37,3% continuaba informando niveles clínicamente significativos 16 meses después del diagnóstico.

Las madres muestran un mayor nivel de depresión que los padres. Aunque la pareja comparte altos niveles de estrés, los síntomas depresivos aparecen con mayor frecuencia en la madre. Este hecho es una demostración de la diferente condición psicológica que experimentan las madres, hipotéticamente debido a la mayor implicación en actividades de cuidado, organización y responsabilidad. Por esta razón, la madre puede estar más expuesta a las dificultades de criar a un niño con necesidades especiales. Además, diferentes condiciones psicológicas de los padres están asociadas con la autopercepción dentro del rol de crianza específico.

. . .

Nuestra investigación revela que cuando las madres se sienten satisfechas con su relación de cuidado, desarrollan menos síntomas psicológicos y que los padres tienen menos cuando tienen interacciones "limitantes" con sus hijos, es decir, al establecer reglas y disciplina firme. Tales encuestas demuestran la importancia de la autopercepción de los padres, además de su condición psicológica.

Destacamos una diferencia adicional en el estilo de los padres al seguir el crecimiento del niño con TEA.

El estilo de crianza está representado por estrategias y patrones de comportamiento de los padres hacia sus hijos.

Nuestra investigación muestra cómo las madres de niños con TEA ejercen, en comparación con los padres, un comportamiento más social con sus hijos. Este hallazgo respalda aún más la idea de que las mamás y los papás interactúan de manera diferente con los bebés a medida que crecen. En comparación, las madres parecen tener una mayor responsabilidad en la interacción social, participando en comportamientos utilizados por los padres para involucrar a los niños en intercambios interpersonales visuales, verbales, afectivos y físicos.

A medida que avanza la vida de todos, todos los días, ser padre y enfrentar la discapacidad de un hijo a menudo parece obligarnos a dar un paso atrás. Frenada por miedos y angustias que no desaparecen, en la oscuridad de la soledad.

Las noches de insomnio tras el diagnóstico de trastorno del espectro autista en un niño y el difícil camino para aceptarlo. El miedo de que el mundo nunca lo trate como a ti te gustaría, la angustia por cómo se puede sentir, por lo que será después de nosotros, la culpa por errores nunca cometidos.

Las larguísimas llamadas y turnos de la gente para poder tener un servicio de apoyo, las terapias de última generación demasiado caras, un profesor que tenga la suficiente paciencia, una estructura que le pueda estimular, una organización que no piense sólo en hacer guerra con otros. O de nuevo, dinámicas legales, jueces de menores, trabajadores sociales, abogados que te tratan lo suficiente, millones de llamadas telefónicas para concertar citas y obtener informes escritos, paredes, puertas que se te cierran en la cara, preguntándote constantemente a quién acudir.

Casi imposible es encontrar a alguien que pueda darte lo que necesitas: valiosos consejos y trucos para no equivocarte.

.   .   .

Y luego es difícil orientarse: entre la burocracia, los costos a menudo insostenibles para una familia, la búsqueda de la escuela adecuada, muchos intentos que fracasaron. Es sobre todo entonces cuando empiezas a sentirte solo.

Ser padres de niños discapacitados nos cambia totalmente.

No se puede negar. La verdad es que los primeros años nos alejan tanto de lo que éramos antes que ya no nos reconocemos.

Te miras en el espejo, con bolsas debajo de los ojos, y parece que hemos envejecido cien años. O te encuentras en una habitación llena de gente y te sientes completamente aislado. Entonces nos preguntamos si somos invisibles. Nos preguntamos cómo nuestro mundo puede ser tan diferente y cómo podemos empezar a relacionarnos con las personas.

Cuestionamos lo que sabemos. Nos hacemos un millón de preguntas. ¿Cuál es nuestro propósito? Dónde encontrar fuerza. Además, uno se pregunta por qué, cómo sucedió, por qué nuestro hijo y no el de los demás.

El diagnóstico pone en duda la estabilidad de nuestro matrimonio, nuestra salud, la forma en que somos padres de otros hijos y también la decisión de tener más hijos, la carrera y las finanzas, las relaciones, pero también la fe.

Experimentas el amor más grande de esta tierra. Y al mismo tiempo uno se pregunta cómo afrontar las dificultades cotidianas. Te avergüenzas de estar triste. También notamos la increíble belleza que encierra este mundo. Casi como si nos hubieran dado acceso a un club especial: lleno de abrazos, lágrimas de alegría, de rabia, te encuentras festejando por cosas que los demás dan por sentado, como una sola palabra a los 8 años, y es genial, no importa cuando sucede.

Aprendes lo que significa insensibilidad y te quedas sin aliento la primera vez que tocas a tu hijo. Puedes pensar que estás preparado, crees que regresará con algunos comentarios irónicos y mordaces, pero probablemente no lo hará. Y luego pasas las próximas noches sin dormir preguntándote cómo puedes vivir para siempre y cambiar el mundo al mismo tiempo. Al principio sientes que estás corriendo contra el tiempo, luchando contra el diagnóstico, haciendo todo lo posible, cuestionando tu esperanza. Entonces encuentras una aceptación realista y una esperanza real y fuerte. Así que quieres que el tiempo se detenga, quieres que el cuerpo de tu hijo se mantenga pequeño porque el mundo es más amable con los niños.

Diagnosticar el autismo de un niño implica una reorganización radical de la planificación familiar. La capacidad de los padres para "resistir" ante el evento y encontrar sentido a la vida cotidiana es una de las fortalezas de las posibilidades de adaptación y mejora de vida de sus hijos.

Por eso es importante conocer la experiencia de las familias.

Las familias han incrementado la atención que se presta al autismo a través de los medios de comunicación, favoreciendo la difusión de una conciencia colectiva sobre la existencia del propio fenómeno y la superación de formas de prejuicio hacia los niños y los propios padres.

Los servicios sociales y de salud, al ser la fase de constatación del síndrome gradual, deben estructurar momentos de acompañamiento y cercanía de los padres de forma que promuevan la comprensión del fenómeno, a la luz de la incertidumbre de la causa, lo que potencia las especificidades y significados familiares, respetándolos.

En un estudio hecho por especialistas argumentan que los grupos familiares buscan explicaciones sobre la causa de las discapacidades, y aunque existe una gama bastante amplia de explicaciones posibles, cada familia identifica los significados y construcciones de significados que más les ayudan a activar el evento. Las familias que tienen la capacidad de encontrar explicaciones compartidas sobre la causa, reduciendo ambigüedades e incertidumbres, son más competentes para dirigir sus energías a estrategias de manejo de situaciones funcionales. Precisamente por ello, la evaluación médico-sanitaria debe ir acompañada de una evaluación social y de apoyo contextual.

La promoción, ya desde las primeras etapas de evaluación del síndrome, contacto y momentos de diálogo con otras familias y asociaciones, puede representar un apoyo importante para evitar respuestas de repliegue desesperado en uno mismo y aislamiento, aspecto destacado con diferentes matices desde los miembros de la familia entrevistados.

. . .

Junto a las intervenciones médicas y sanitarias necesarias, el apoyo social y la promoción de la autoayuda entre quienes comparten la misma situación es una estrategia de apoyo fundamental que los operadores de los servicios sociales y sanitarios pueden impulsar de forma inmediata. Además, la cohesión de la "red" y el compartir objetivos entre los trabajadores sociales y de la salud y los de la escuela pueden alimentar un proceso que permita recibir las necesidades de los niños y las familias en crecimiento al proporcionar un contenedor que pueda interactuar en sinergia y responder de manera integrada a las necesidades de padres e hijos.

¿CÓMO LIDIAR CON EL ESTRÉS CUANDO TIENES UN HIJO AUTISTA?

Un día en la vida del cuidador de un niño con trastorno del espectro autista puede incluir una cantidad infinita de desafíos y factores estresantes. Un cuidador podría llevar a su hijo a varias citas, apoyar sus necesidades educativas, ayudarlo a evitar la sobrecarga sensorial o enfrentar un capricho inesperado en público. Al final de este largo día, el cuidador puede sentirse desanimado pero al mismo tiempo descubrir que su hijo no puede dormir, impidiéndole descansar lo que necesita.

· · ·

Aunque los padres de niños autistas enfrentan muchos desafíos únicos, no necesariamente están condenados a una vida de estrés.

Las investigaciones han demostrado que los cuidadores que tienen y usan valiosos sistemas de apoyo y que resuelven problemas activamente (incluida su salud física y mental) experimentan mucho menos estrés que aquellos que no tienen apoyo. No es ningún secreto que un cuidador menos estresado tiene muchas más probabilidades de criar a un niño bien adaptado y menos ansioso.

Tipos de estrés del cuidador

Los cuidadores de niños autistas enfrentan diferentes tensiones que pueden afectar su bienestar mental, físico, social y financiero.

Estrés psicológico: Satisfacer las necesidades de una persona autista puede aumentar el riesgo de depresión, ansiedad u otros tipos de angustia psicológica de los padres.

Los padres que no toman medidas para aprender las estrategias de enseñanza correctas y que no reciben apoyo tienden a descuidar el cuidado de su salud mental y experimentan aún más estrés.

Estrés físico: El estrés crónico puede hacer que los padres de niños autistas sean más vulnerables a problemas cardiovasculares, del sistema inmunitario y gastrointestinales.

Un estudio descubrió que es más probable que presenten niveles más altos de la hormona del estrés cortisol y un biomarcador conocido como CRP, que está relacionado con una variedad de enfermedades físicas, los padres o los cuidadores también pueden sufrir un aumento de la fatiga o luchar contra el insomnio, especialmente si su hijo también tiene dificultad para dormir.

Estrés social: Gran parte de la sociedad no está familiarizada con el trastorno del espectro autista, y las personas pueden culpar o juzgar a los padres cuando ven y malinterpretan ciertos comportamientos problemáticos del niño.

Puede crear un estigma que puede llevar a los padres a sentirse socialmente aislados. Pueden comenzar a evitar las reuniones públicas o pasar tiempo con amigos y familiares. Los padres de niños autistas también pueden ser más propensos a experimentar estrés marital.

. . .

Estrés financiero: Algunas investigaciones han encontrado que los padres de niños autistas pueden ganar menos dinero o deben trabajar menos horas que otros padres. Muchas madres, sobre todo, han dejado de trabajar para poder dedicarse a su hijo. Los cuidadores también pueden enfrentar gastos adicionales por terapias, gastos médicos y atención en general, todo lo cual implica una carga financiera adicional para la familia.

Algunos padres incluso corren el riesgo de perder sus trabajos si a menudo tienen que irse para cuidar a su hijo.

CONSEJOS PARA LIDIAR CON EL ESTRÉS

Comienza con cambios simples: si tienes un hijo autista y te sientes abrumado por todas estas categorías de estrés, a veces comenzar con cambios simples puede marcar una gran diferencia en el funcionamiento general.

Trata de encontrar a alguien que te permita dormir lo suficiente para recargar tus baterías, intenta hacer ejercicio regularmente y planifique algo de tiempo para ti.

. . .

Si estas actividades parecen inmanejables, puedes concentrarte en cambios aún más pequeños, como reducir la velocidad de tu rutina diaria, beber más agua o pedir ayuda para actividades más sencillas. Es posible que te sorprendas de cuánto disminuirá tu nivel de estrés, y es posible que descubras que cuidarte a ti mismo también tiene un impacto positivo inmediato en el funcionamiento de tú hijo.

Concéntrate en la realidad actual y no en lo que sucedería si: Es fácil para cualquier padre concentrarse ansiosamente en cómo se está desarrollando su hijo, pero los padres de niños autistas corren un riesgo particular de preocuparse excesivamente por sus hijos y los desafíos que pueden enfrentar en el futuro.

Si te sientes estresado, pregúntate si estás enfocado en las necesidades reales de tu hijo o si estás pensando demasiado en el futuro a largo plazo que no puedes manejar ahora. Pregúntate: "¿Cuál es mi responsabilidad para con mi hijo hoy y conmigo mismo?" Puede ayudarte a volver a centrar tu atención en lo que realmente puedes controlar.

Encuentra una tregua fuera del trabajo: para muchos padres de niños autistas, el lugar de trabajo es uno de los pocos lugares o el único donde pueden encontrar un descanso del cuidado de su hijo. Idealmente, los cuidadores deben tener tiempo y espacio fuera del trabajo donde puedan concentrarse en su salud emocional y física, sus intereses y otras relaciones importantes.

A veces, el temor de cómo tu hijo se adaptará a un nuevo cuidador puede evitar que los padres busquen este apoyo, pero darle a tu hijo la oportunidad de interactuar con otros adultos lo beneficiará tanto a ti como a tu hijo.

Mira a tu alrededor: como era de esperar, la investigación ha demostrado que los padres de niños autistas que acceden a un sistema de apoyo sólido tienen menos probabilidades de experimentar estrés que aquellos que no lo hacen o no pueden hacerlo. Los familiares y amigos cercanos pueden tener dificultades para descubrir cómo ayudar, así que considera asignarles tareas específicas cuando estén disponibles, SI están disponibles (muchos familiares y amigos desaparecen con la llegada del diagnóstico de autismo). Intenta ponerte en contacto con grupos de escucha, asociaciones y otras organizaciones comunitarias, que demostrarán ser adiciones importantes a tu sistema de apoyo.

. . .

Involucra a una figura profesional: No subestimes el valor que puede tener la ayuda profesional en el manejo de tu nivel de estrés. Si no puedes o no quieres considerar la terapia por ti mismo, hay otros servicios que puedes usar.

Considera hacer una cita con tu médico de atención primaria sólo para asegurarte de que tu salud física sea buena y que no haya complicaciones que se sumen al estrés.

Las asociaciones de discapacidad o autismo o tu escuela o ASL local también pueden ayudarte a ponerte en contacto con grupos de apoyo y asistentes de personas autistas.

Los grupos de apoyo pueden hacer que te sientas escuchado, pero también te conectan con recursos e información que pueden reducir el estrés de la crianza de los hijos.

Si cuidas a un niño autista y le gustaría comenzar a reducir tu nivel general de estrés, puedes comenzar haciéndote algunas de las siguientes preguntas:

- ¿Hay momentos durante el día en los que puedo reducir la velocidad, concentrar mis pensamientos y evitar que la preocupación, el estrés o la ansiedad se apoderen de mí?

- ¿Cuáles son algunos cambios significativos, incluso pequeños, que podría hacer en la forma en que cuido mi mente y mi cuerpo?
- ¿Existen formas disfuncionales o poco saludables de lidiar con el estrés que necesito eliminar de mi rutina? ¿Bebo demasiado? ¿Fumo demasiado? ¿Me alimento mal?
- ¿Qué preocupaciones hipotéticas sobre el autismo de mi hijo impiden que me concentre en el presente?
- ¿A quién ignoré en mi sistema de apoyo potencial y quién podría ayudarme en su lugar?
- ¿Hay alguna tarea que pueda delegar a otros para reducir mi estrés?
- ¿Qué recursos comunitarios pueden ayudarme a manejar el estrés, conectarme con ayuda profesional gratuita o de bajo costo, o brindar apoyo a mi hijo?

En ocasiones podríamos intentar gestionar el estrés con pequeños gestos cotidianos.

Puede tomar algunos minutos más que nuestro día, pero aprovechar todas las opciones que tenemos disponibles puede conducir a una vida mejor tanto para nosotros como para nuestro hijo.

EL ESTRÉS DE LOS PADRES NO DESAPARECE, PERO SE TRANSFORMA

La mayoría de los padres experimentan estrés, pero para aquellos que están criando niños autistas, la vida cotidiana a menudo trae estrés con E mayúscula. Necesitamos evitar que nuestro hijo se escape, manejar sus colapsos, discutir con los maestros, evitar imágenes o sonidos que sobrecarguen los sentidos, y dependen continuamente de terapeutas o médicos. Entonces, con demasiada frecuencia, hacemos todo esto sin dormir, porque muchos niños autistas no duermen o se despiertan en medio de la noche y, por supuesto, nosotros tampoco dormimos. Lo terrible (seamos realistas) es que no termina cuando los niños crecen, sino al contrario, muchas veces el estrés aumenta o simplemente... se transforma.

Para la mayoría de los padres con niños autistas, el estrés comienza en ese momento cuando "algo anda mal", nos damos cuenta de que nuestro hijo no está hablando, interactuando o jugando como los demás niños pequeños.

. . .

El resto de la familia dice: "exage rado", la pareja agrega: "si termina así será cosa tuya", abuela: "pero no tiene nada, que crezca el muchachito".

PERO ¿POR QUÉ ALGUNOS PADRES ESTÁN MÁS ESTRESADOS QUE OTROS?

Los padres que han logrado crear una aldea alrededor del niño autista, una red de apoyo a su alrededor, experimentan menos estrés que las madres cuyos sistemas de apoyo son disfuncionales.

Bastantes estudios informan que los padres de niños autistas experimentan más estrés que los padres de niños con un desarrollo típico, pero los investigadores fueron más allá al tratar de comprender por qué algunos padres experimentan más estrés que otros. ¿Es esto algo relacionado con el tipo de autismo de tus hijos, que puede caer dentro de un espectro leve a severo, sus circunstancias familiares o sus características?

Estudiaron a 283 mujeres canadienses en el momento en que sus hijos fueron diagnosticados con autismo y dos años después del diagnóstico.

. . .

En el momento del diagnóstico, las madres cuyos hijos tenían el comportamiento más desafiante experimentaron más estrés. Pero con el tiempo, aquellos con estrategias adaptativas particulares tuvieron menos estrés. Las mamás que se enfocaban en obtener ayuda, resolver problemas y encontrar significado en sus experiencias han resistido mejor las tormentas de los padres. Las mamás que prefirieron evitar sus problemas y emociones sufrieron más estrés.

Las personas con familiares empáticos y colaborativos también afirman beneficiarse de crear un círculo amplio de aliento y ayuda. De hecho, nunca debemos pensar que podemos hacerlo solos, incluso si a veces no es una elección.

A los padres cuyo estrés proviene principalmente del comportamiento de sus hijos se les podría enseñar formas efectivas de manejar las crisis y otros desafíos. Algunas familias se beneficiarían de la estadía de los padres (un descanso temporal del cuidado) y el asesoramiento matrimonial, si estos son los problemas. A otros padres se les puede enseñar mejores habilidades para lidiar con el autismo en general, a través de técnicas cognitivo-conductuales o entrenamiento de atención plena.

. . .

ENCONTRAR UNA SOLUCIÓN DE BAJO COSTO PARA EL ESTRÉS DE LOS PADRES

Algunas familias no tienen tiempo ni dinero para la terapia, pero un grupo de investigadores ha probado una solución de costo relativamente bajo: grupos de apoyo dirigidos por padres. Para el estudio, algunos profesionales enseñaron y supervisaron a los padres mentores para brindar conciencia a los adultos o un desarrollo positivo.

Los investigadores asignaron al azar a padres de niños autistas y con otras discapacidades del desarrollo a cualquiera de los grupos de terapia. El grupo aprendió técnicas especiales de respiración y relajación, meditación y otros ejercicios para mejorar la adaptabilidad.

Mientras tanto, los padres del grupo de adultos han aprendido a combatir las preocupaciones, los conflictos y el pesimismo al identificar y utilizar sus fortalezas y habilidades. Ambos grupos de padres notaron reducciones sustanciales en el estrés, la depresión y la ansiedad después de seis semanas de tratamiento.

¿Cómo se ve la conciencia?

. . .

Digamos que tú hijo está teniendo una crisis en una tienda.

El primer paso es que te des cuenta y aceptes tu ansiedad y frustración, luego concéntrate en responder a la crisis, sin dejar que tus pensamientos vayan a los ojos de los demás e influyan en tu toma de decisiones.

OTRAS ESTRATEGIAS PARA ALIVIAR EL ESTRÉS:

Pensamiento positivo y diálogo.

El pensamiento positivo y el diálogo interior aumentan tus sentimientos positivos. Sentirte positivo aumenta tu capacidad para hacer frente a situaciones estresantes.

Por ejemplo, podrías tener un pensamiento negativo como "La gente probablemente piense que soy un mal padre" Puedes desafiar este pensamiento preguntándote "¿Cómo sé lo que pensará la gente?" También puedes usar pensamientos más positivos, como ``A quién le importa lo que piensen los demás?", "Puedo hacerlo" o "Mantén la calma" Cuanto más practiques un diálogo interno positivo, más automático se volverá en tu vida. Comienza a practicar en una situación que te cause estrés, luego pasa a otra.

Estrategias de relajación y respiración

Practica algunos ejercicios de respiración y técnicas de relajación muscular.

Si practicas y usas ejercicios de relajación tan pronto como sientas signos de estrés, o cuando seas consciente de que estás entrando en una situación que te estresa, definitivamente puedes calmarte.

También puedes pasar algún tiempo cada día relajándote, meditando o prestando atención. Incluso solo 10 minutos al principio o al final del día pueden ser suficientes. Esto podría ayudarlo a dormir mejor y sentirse más positivo durante el día.

Organizar

. . .

El estrés a menudo se relaciona con la sensación de que las cosas están fuera de su control. La organización es una forma muy efectiva de mantener las cosas bajo control, incluidos los niveles de estrés.

También podrías intentar establecer algunas rutinas familiares. Las rutinas ayudan a tu familia a realizar tus actividades de manera más eficiente y liberar tiempo para cosas más divertidas. Puede cambiar estas rutinas para niños con necesidades adicionales.

Encontrar tiempo para actividades familiares placenteras

Cuando tienes un hijo autista, es posible que te olvides de sacar tiempo para ti. Puedes reducir los niveles de estrés en tu familia asegurándote de que todos los miembros de la familia, incluido tu, tengan tiempo para hacer cosas que los hagan sentir bien. Una forma de hacer esto es convencer a todos los miembros de su familia para que hagan una lista de las cosas que aman. Así que trata de asegurarte de que todos puedan hacer algo de tu lista todos los días o cada dos días.

Las listas deben contener una combinación de actividades que varíen en costo y tiempo.

· · ·

Mantener y modificar las tradiciones y rituales familiares.

Las tradiciones familiares pueden darte un sentido de pertenencia y unidad. Esto fortalecerá tus relaciones familiares, lo que te ayudará a superar los momentos de estrés. Es posible que debas cambiar tus tradiciones para adaptarte a las necesidades de tu hijo autista. Por ejemplo, puede ser menos estresante planificar un viaje de fin de semana para acampar un poco más cerca de casa, de modo que pases menos tiempo en el automóvil.

Apoyo de familiares y amigos

Cuando a un niño se le diagnostica autismo, la familia y los amigos pueden ser una gran fuente de apoyo práctico, si no lo abandonan, por supuesto. Es bueno pedir ayuda si la necesitas. Puede ser fácil pedirle a un miembro de la familia extendida que cuide a los niños durante unas horas, una noche, o pedirle a una nieta mayor que lleve a tus hijos al parque. Esto incluso podría convertirse en una actividad divertida y repetitiva para tu hijo y tu familia extendida, y te dará algo de tiempo para ti o para hacer otras cosas.

. . .

Consigue ayuda específica para el estrés

Si tu o cualquier otro miembro de tu familia se siente muy estresado todos los días, podría ser útil hablar con un médico. Puedes comenzar por ver a tu médico de cabecera, quien te ayudará a elaborar un plan de manejo del estrés. Y luego, si es necesario, puedes acudir a un psicólogo, quizás el mismo que sigue a tu hijo autista. Criar a un niño con necesidades especiales a menudo significa encontrarse solo.

"Entiendo", dicen muchos, pero eso no es suficiente.

Necesitas personas competentes a tu lado, que te digan "no te preocupes, puedes hacer esto: estará bien". Pero, aunque sea difícil, nunca debes rendirte, porque con trabajo y esfuerzo podrás lograr todo lo que deseas para tu hijo y realmente todo saldrá bien.

6

Enseñarle a un niño autista

¿CÓMO SE PUEDE EMPEZAR a enseñar a un niño autista?

El niño autista sólo aprende si está guiado por un contexto de aprendizaje bien estructurado, claro y predecible. Sin embargo, esto también se aplica, en principio, a los adolescentes y a los adultos.

A diferencia de otros niños o adolescentes, el niño autista rara vez aprende de forma espontánea o incidental o por simple imitación o explicándole sólo verbalmente lo que tiene que hacer.

Dado que sus dificultades subyacentes están vinculadas a la incomprensión del mundo social, convencional y simbólico de nuestra realidad cotidiana y a las complejidades relativas de la comunicación, es necesario saber discriminar lo esencial de lo secundario, lo abstracto de lo concreto.

Por eso, en nuestro complejo mundo, sólo podemos enseñarnos reglas simples, pero no los aspectos más logrados, y más difícil aún los aspectos emocionales de nuestros comportamientos. Se trata de saber identificar las prioridades fundamentales para una vida lo más segura y autónoma posible. En cambio, se puede aprender mucho sobre aspectos concretos de la realidad.

En general, se aplican las siguientes recomendaciones:

- Prepararse siempre de forma positiva y adoptar una forma educativa y pedagógica estimulante y emocionante.
- Para empezar, identifica un objetivo muy sencillo para el que ya demuestres algún intento de comprensión, interés y ejecución.
- Evitar las instrucciones verbales dadas con frases muy largas.
- Estimular y animar al niño autista en sus áreas de talento.

No asumas que una persona no puede hacer algo sólo porque tiene autismo. No se deje influir por el coeficiente intelectual de la persona porque es muy difícil medirlo con exactitud en las personas con autismo por el.

- Habla despacio, con claridad y de forma específica, ayudándote también con los objetos.
- Tener paciencia con el tiempo, ya que las personas con autismo pueden tardar más que otras en hacer las cosas.
- Utilizar un enfoque positivo, evitando los comentarios desagradables y fomentando los comportamientos positivos con elogios verbales y refuerzos físicos (caricias, cumplidos, "choca los cinco", etc.).
- Nunca levantes la voz ni amenaces con castigos, sino ayuda a tu hijo (por ejemplo, si te dicen que te sientes y no lo haces, repiteselo al menos una vez más y, si no obedeces, tómalo con suavidad y acompáñalo a su silla).
- No le pidas que haga algo, sino dile que lo haga sin utilizar un tono excesivamente autoritario.
- Nunca permitas que una pregunta formulada quede sin respuesta.
- Sé paciente en los tiempos de respuesta y fomenta la réplica.

- Evita los ruidos molestos, las risas fuertes y las fuentes de parpadeo.

Dado que los niños no pueden comprender del todo ni prestar atención a todas las indicaciones del entorno que anuncian que va a producirse una transición (como, por ejemplo, que se acerca la hora de salir del colegio) hay que avisarles de cuándo debe terminar una actividad ("en cinco minutos salimos, vamos a prepararnos") o debe empezar otra ("cuando terminemos este rompecabezas haremos matemáticas"). Del mismo modo, deben estar preparados si está a punto de ocurrir algo inusual (iniciar una tormenta eléctrica y avisar de que pueden producirse relámpagos y truenos) o aterrador ("el timbre sonará en cinco minutos").

- Insistir en que se complete una tarea asignada, ayudándole con refuerzos verbales ("eres bueno, déjame ver cómo lo haces").
- No impedir repentinamente al niño el desarrollo de su rutina si no es peligroso para él y para los demás. Para enseñarles eficazmente, primero hay que llamar su atención con pequeñas astucias (si el niño no mira al profesor y parece distraído, hay que esperar y, cuando haya cruzado la mirada contigo, aunque sea con un contacto visual muy pequeño, hay que elogiarle por la "bonita

mirada" presentándole al mismo tiempo una actividad didáctica).

¿Por qué es importante la comunicación?

Creo que lo primero que debes hacer es aprender a comunicarte con tu hijo. Muchas veces unas buenas habilidades de comunicación pueden resolver un montón de problemas que no pensabas que estaban relacionados con la comunicación. Pongamos un ejemplo:

- *Si tu hijo muerde.*

Cuando un niño muerde, sobre todo en el colegio, no siempre funcionan los historiales sociales o los refuerzos positivos del comportamiento adecuado, y mucho menos los castigos. O bien, funcionan al principio, pero luego la mordida vuelve. Lo que hay que hacer es tratar el problema desde el principio.

Los profesores o los padres suelen referirse al mordisco como un comportamiento "que no tiene ninguna razón en particular". No hay nadie que lo haya provocado. El otro niño no le ha hecho nada.

· · ·

Entonces, ¿por qué muerde? Parece un misterio.

Pero no, la razón siempre está ahí y la mayoría de las veces tiene que ver con la comunicación. Cuando los niños tienen dos años o dos años y medio, normalmente son capaces de expresar sus necesidades y pueden entender sus sentimientos. Un niño autista, en cambio, se frustra al no poder encontrar una forma mejor de comunicarse.

Entonces, muerde porque no tiene habilidades lingüísticas y, por tanto, no tiene otra forma de expresarse y entender a los demás.

Muchos niños del espectro no tienen ninguna conexión con el lenguaje. No hay ninguna conexión entre lo que sienten, piensan y el lenguaje. Estos niños todavía no se dan cuenta de que el lenguaje es una forma de facilitarles la vida, una forma de comunicar sus sentimientos y pensamientos con el mundo exterior. Por lo tanto, hay que enseñar esta conexión lingüística, y es en ese punto donde podríamos encontrar la solución. Hay que enseñarle esa conexión.

· · ·

Una vez establecida la conexión, cambia casi inmediatamente. Para el niño es una revelación increíble. ¡Como, ¡vaya!, esto del lenguaje es genial! ¡Esto del lenguaje realmente funciona! Y por ahí es por donde yo empezaría. Enseñar a tu hijo el poder del lenguaje es una forma eficaz de conseguir que abandone comportamientos negativos, como por ejemplo: morder.

Pero no me refiero a enseñar palabras, así que toma una foto de la casa y enséñale a decirla 8 de cada 10 veces, sino que me refiero a enseñar a usar el lenguaje, en situaciones reales, con un contexto real. Quiero que el niño se dé cuenta de que el lenguaje puede hacerle la vida mucho más fácil.

No necesita tener rabietas, ni gritar, ni morder, ni arrastrar a su madre a la nevera. Puede utilizar el lenguaje de una forma mucho más eficiente para hacer su vida mejor y mucho más fácil.

Es importante dedicar tiempo a aprender qué es lo que motiva a la persona autista: puede ser una actividad, una recompensa, un entorno, un juego, un objeto. La motivación intrínseca se refiere precisamente a la motivación que proviene del interior de la persona. Es decir, hacer algo porque le gusta.

. . .

Por ejemplo, la primera bailarina se esfuerza 8 horas al día porque quiere tener un rendimiento excepcional. En el autismo, la motivación puede manifestarse, en cambio, como un impulso interno para realizar una tarea o una actividad. Puede que a su hijo le gusten los coches y esté muy motivado para sentarse junto a la ventana a ver el tráfico o jugar con sus coches de juguete durante horas. Sin motivación, el proceso de aprendizaje puede ralentizarse mucho o hacerse imposible. Por eso hay que esforzarse por aumentar la motivación, descubriendo primero lo que motiva a tu hijo y utilizando después lo que le gusta como refuerzo para aprender.

También es importante aprender qué es lo que no motiva a tu hijo, para evitarlo. La motivación es un programa intensivo de análisis del comportamiento aplicado que puede adoptar inicialmente la forma de algo extrínseco, como ser recompensado con la comida favorita, dulces o actividades.

Pero el objetivo es que entonces esta motivación pase de ser extrínseca a intrínseca, de modo que el niño se dedique a aprender por alegría y realización personal.

. . .

Además, para ello hay que difuminar gradualmente las recompensas y alegrarse junto con el niño cada vez que se sienta feliz y realizado por un objetivo alcanzado.

Comunicación

Cada niño con trastornos del espectro autista es un mundo único por descubrir. Desconfía de quienes pronuncian a la ligera frases como "A los niños autistas hay que llevarlos así" o "Con los niños con autismo hay que hacer esto", porque los "niños autistas" no existen, sino que hay un Ricardo, Andrea, Michelle, a su manera, tienen algunas de las especificidades cognitivo-emocionales, comunicativas, relacionales y conductuales.

Algunos niños pueden ser inicialmente muy difíciles de entender, pero si se aprende a construir una buena relación de confianza mutua, a mirarlos como "niños" y no como "niños autistas", a descubrir sus puntos fuertes y su potencial, pueden ofrecernos enormes satisfacciones.

Intentar ante todo comprender su peculiar funcionamiento, averiguar lo que les emociona, lo que más les interesa, aprender a distinguir lo que no quieren hacer de lo que no pueden hacer, sin justificarles nunca si no es adecuado, pidiéndoles ayuda para comprender mejor su funcionamiento neurodiverso y ayudándoles a comprender su funcionamiento neurotípico.

La mayoría de los niños con TEA o TEP necesitan ayuda para comunicarse y pueden presentar ha bilidades lingüísticas no funcionales. Suelen tener un retraso en la adquisición del lenguaje y recurren a formas de comunicación más jóvenes, como llorar, gritar, pegar y morder. También pueden ser ecolálicos y perseverantes.

Dar a los niños los métodos para expresar sus necesidades mediante el lenguaje de signos, las palabras, las PEC (tarjetas de intercambio de imágenes) u otro tipo de comunicación aumentativa es esencial para apoyar sus puntos fuertes individuales y ayudar a disminuir su frustración.

Puede ser útil describir lo que el niño está haciendo y pensando como una "voz en off" para darle el vocabulario de lo que está haciendo y ayudarle a aprender las palabras significativas en una situación. También se puede animar al niño a responder utilizando el modelo de entrenamiento de respuesta pivotante.

Plan visual

· · ·

Mi trabajo más importante con los niños con TEA es crear métodos para que la comunicación sea discutible. En Estados Unidos, un método muy recomendado para la comunicación es el cronograma visual, una serie de imágenes o fotos o iconos colocados en fila que indican los pasos que hay que dar en una agenda. El nivel de detalle que debe incluirse depende del contexto y de las necesidades de apoyo a la comunicación del niño. Para fomentar la lectoescritura y desarrollar las palabras de vista a una edad temprana, muchos terapeutas piensan que hay que incluir las palabras que describen la imagen. Los especialistas formados en esta técnica enseñan al niño a identificar las imágenes y a comprender el sentido de las listas secuenciales.

Cuando el niño aprende a utilizar un cronograma visual, entiende que las imágenes le indican lo que viene a continuación en el cronograma, lo que se espera de él y cuándo terminará una tarea. Este trabajo debe hacerse en preescolar para que los profesores y terapeutas puedan hacer un horario visual al principio de sus clases y éste guíe al niño durante el periodo de tiempo.

Una herramienta de comunicación no es realmente útil si la comunicación es unidireccional, del terapeuta al niño.

. . .

Debemos dar al niño la posibilidad de ayudarnos a crear y cambiar el horario, por ejemplo, seleccionando las actividades de la lista cuando sea posible. Por ejemplo, dejar que el niño elija una actividad de una cesta con dibujos de pocas opciones. Los niños no verbales no son capaces de pedir una golosina o actividades divertidas, así que cuando sea posible, ofrezca opciones a esos niños.

Cuando el niño sea capaz de leer, puedes sustituir las imágenes por una lista escrita. Los niños con TEA tienen problemas con los cambios, les gusta saber lo que les espera y a menudo sufren de ansiedad.

De todos modos, pueden volverse muy rígidos y por eso es importante introducir algunos cambios de forma regular.

Considera la posibilidad de colocar una tarjeta "Sorpresa!" en el horario en un lugar o posición diferente cada día. De este modo, los niños se acostumbran a los cambios y no se sentirán abrumados cuando se produzcan. La sorpresa puede ser algo divertido o un trabajo que hay que hacer.

. . .

Cuentos

Los cuentos son útiles para dar al niño información que no capta por sí mismo.

Los cuentos pueden basarse en temas como: las normas del colegio, las normas sociales, los comportamientos esperados en casa de otra persona y otras cosas por el estilo. Las historias deben estar escritas en primera persona para que el niño pueda asimilar la información fácilmente. Hay que describir el tema desde el punto de vista del niño y después desde una perspectiva más amplia para mostrarle algunos aspectos de la situación que se le escapan. Pueden ser sencillos o complicados. Un conjunto de normas es una historia sencilla, las normas sociales en contextos específicos o la reacción emocional de alguien ante algo que ha hecho es una historia complicada.

Los puntos clave que hay que recordar son:

- Utilizar palabras que el niño pueda leer y entender. Considera la posibilidad de añadir algunas imágenes a la historia para ayudar a su comprensión.

- Los dibujos funcionan mejor para los niños con habilidades cognitivas y lingüísticas de regulares a buenas. Si tu hijo es muy pequeño o tiene poca comprensión lectora, prueba con cuentos ilustrados o con videos.
- Utiliza frases como "lo intentaré" y evita frases como "lo haré", "debo" o "debería".
- Todos los aspectos de la historia deben ser positivos.
- Colócalo en un lugar visible y anima al niño a leer el cuento varias veces al día. Retíralo o sustitúyelo cuando la lección esté asimilada.

Cuando hay que comunicar conceptos y explicaciones, además de reglas, hay que crear un cuento complejo. En esta historia, insertamos dos puntos de vista, uno es el del niño y otro el nuestro. El punto de vista del niño debe estar representado en una representación objetiva de la situación.

Nuestro punto de vista debe incluir información de gran alcance, por ejemplo, los contextos sociales, las lecciones que debe entender y las consecuencias de sus elecciones, que pueden ser difíciles de comprender.

Para ayudar a tu hijo a disfrutar de la historia, añade una introducción divertida o interesante. Termina la historia con una afirmación de los puntos fuertes del niño para que no se sienta avergonzado. Si el niño tiene un tema favorito, considera la posibilidad de escribir una serie de cuentos utilizando el tema favorito como punto de partida. Estas historias tendrán un atractivo adicional para el niño y puede que "capte el mensaje" un poco más rápido.

Conclusión

Con esto terminaremos nuestro libro, esperando que la información que te acabo de dar sea de mucha ayuda no solo para ti, sino para tu hijo y toda la familia. Aunque parece mucho lo que acabo de hablar respecto al autismo es apenas una cuarta parte de todo lo que podemos decir acerca de este tema.

Sabemos que tener a alguien con este padecimiento es algo verdaderamente difícil, claro que depende mucho de la magnitud del padecimiento en cada persona pero sea cual sea el caso, tenemos que aprender muchas cosas y ser muy pacientes. Aunque hay que tener claro que si de repente nos dan ganas de gritar, llorar o desahogarnos por la desesperación, está bien, es parte del proceso y se vale sentir todas esas emociones de vez en cuando.

Espero haberte podido dar varios consejos y que puedas ponerlos en práctica para muchas situaciones, porque de verdad van con todo mi corazón para ti, para que dentro de todo, este proceso y toda esta situación se haga un poco más fácil y más llevadera. Ser padre o madre no es nada fácil, todos los días aprendemos cosas nuevas y así será durante todo ese proceso, así que tranquilo, vas a poder con todo esto y más.

Te deseo la mejor de las suertes y que todo lo que aquí te escribí, te sirva.

Printed by Libri Plureos GmbH in Hamburg,
Germany